U0894553

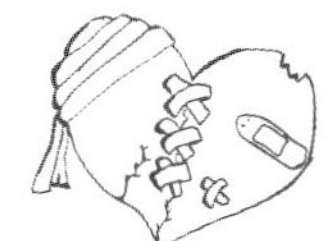

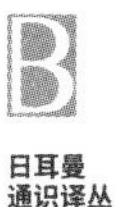

日耳曼
通识译丛

创伤和创伤后遗症

〔德国〕安德烈亚斯·梅尔克（Andreas Maercker）著
赵易安 译

上海三联书店

目　录

前　言

长时间以来，不同种类的创伤经历造成的心理后果既没有被大众和专业人员认识或命名，也没有真正地得到治疗。可能存在的情况是，周围的人都知道某人遭遇了最可怕的事情，并且从此内心完全崩溃，但医学诊断的结果完全不同，认为他既非患“严重抑郁”“精神病”，也非患别的病。如今，创伤和创伤后遗症都已经是公认的心理疾病，而且被视作造成痛苦和伤害的常见根源。因此毫不令人惊讶的是，创伤后遗症作为一种包含大量较新概念的现象，刺激形成了大量科学研究方向，促进了心理治疗领域内许多新的发展。

“创伤”和“创伤后应激障碍”（PTBS）这些概念在媒体中极为常见，并且与那些最可怕的经历联系在一起：战争、恐怖袭击、自然灾害，也包括自己孩子的死亡。现在人们对非复杂性和复杂性创伤后应激障碍（K-PTBS）进行了区分，两者又与最近被称为“延长哀伤障碍”的严重哀悼过程有所区别。

媒体往往将创伤经历与这样的说法联系在一起，例如对于患者来说“一切都已经面目全非”或者“那些情景永远烙印在他们的心头”。这些描述从患者的角度来说是可以理解的，但是全面长远地说，它们并不一定是真实的。

由于直到20世纪80年代才出现心理创伤学这一研究领域，因此有必要在本书中详细介绍它的基础、复杂的内在关联和新的临床发展。这样一来，就能探究上文提到的那些说法的可靠性，并且找到更合适的观点来取而代之了。如果对于创伤的影响和创伤后遗症的产生有清晰的看法，也同样能够促进如今治疗方法的多样化，本书也将对此进行论述。

极为常见的情况是，过去30年中在描述时普遍用到的那些概念，其中有些是确切的，有些则陷入了误区：受到创伤经历影响的人们是否应该被称为“创伤受害者”？这会带来什么后果？在别的语言中会将他们称为

"幸存者"，不得不承认的是，在德语中这样称呼就显得更为奇怪了。有些新创词，比如受到较多讨论的"历史创伤"和"集体创伤"这样的概念，也是绝对存在问题的。我们尝试在此采取一种均衡的视角，不去评价参与者的介入情况，但也要突出这些概念本身和它们在使用中的限制。同时，心理创伤学的概念还存在不足，比如战争等持续性的事件无法引起任何"创伤后"应激反应，因为事件仍然在持续，还没有结束的迹象。个体领域的创伤也可能发生这种情况，例如性虐待和暴力关系可能持续很长时间，而患者却无法自我解脱或在外部帮助下摆脱困境。

由于新疗法的发展，如今许多创伤后遗症能够得到很好的治疗。不过，并非所有医疗体系的相关人员都清楚有哪些方法可供使用。因此，采用不适当或不具备针对性的疗法而导致无法治愈疾病的情况并不少见。所以在本书第五章《有效创伤疗法的形式和可能情况》中，我将尽可能详细地介绍。然而，读者无法根据这一章的内容进行自我治疗，大多数情况下必须由受过专业训练的心理治疗师和医生来实施治疗。但是，对治疗过程及其可行性具备精确详尽的认知，能够帮助人们更好地克服创伤带来的心理后果。

人们本能地同情患有创伤后遗症的那些人，但患者展现的对抗和根深蒂固的问题使得大多未受影响的人不知所措。本书尝试建立起一架又一架理解的桥梁，以帮助人们克服需求和认知的不对等所带来的无措。

第一章
创伤经历：概念史、创伤种类和发生频率

定义和相关概念

通常人们根据短期或长期是否会激发完整的特定心理反应模式来定义创伤。只有当某些特定结果出现时，人们才将“创伤”视作其根源。被定义为创伤的事件或经历有两种类型，包括个人死亡威胁（与死亡的直接对峙），以及对身体和性的完整性的侵犯（性暴力经历）。这些事件引起极端的压力，因此与其他轻度、中度和严重的精神负担相比带来的压力反应在程度和质量上都不同。导致与死亡对峙和承受性暴力的具体经历可能各不

相同，本章将会对此做详细解释。

成年期创伤的定义与儿童创伤的定义有些许不同。“童年创伤”这一概念虽然同样涉及心理后遗症，但是它的表达范围要比成年人创伤所涉及的广泛得多。在英语中，除非触及生命危险或性暴力，大多数情况下都避免使用创伤这一概念，而更多地用“逆境”（adversities）来表达，心理和身体虐待、忽视、家庭暴力和所有形式的性虐待都可以囊括其中。令人惊讶的是，童年时期的逆境直到最近才得到心理创伤学的重视，但它已经成为当下医疗学和基础研究的重要领域。

由于还有更广泛的创伤概念（主要是在日常用语中，当然在心理学和医学的专业用语中也是如此），因此为了更好地帮助理解，有必要关注一下创伤概念的应用。

创伤概念于 19 世纪 80 年代被一名德裔医生赫尔曼·奥本海姆（1857—1919）首次引入，用于指代具备极其深刻影响的事件，他所研究的是威胁生命的火车和工伤事故带来的心理后果。虽然**创伤**在医学上早已为人所知，但它指的是突发的身体伤害，创伤学则被理解为意外医疗学。“创伤”一词源于希腊语 τραύμα（伤口），是用身体受伤的形象来描述心理过程。在德国，针对心理威胁经历的创伤概念慢慢占据了上风，与之相对的是其他长期用来表达极端心理影响的概念和观点，特别是休克这一概念，它在许多早期精神病学和心理学教科书中被作为替代概念使用。此外，在初始阶段还存在一些在事后看来存在问题的概念，它们自身就包含了对严重心理后果的推测性或倾向性解释：例如“铁道脊椎”（表示事故使脊髓受到了冲击，也就解释了心理遭受的痛苦）和“养老金神经衰弱症”（遭遇生命危险后导致工作能力丧失，这一情况被贬低为企求养老金的病态渴望）。

在全球化时代，为了了解创伤（或休克）在其他文化中的历史，而去寻找与之相对应的术语是十分有意思的事情。在世界各种语言中有许多所谓“表达痛苦的惯用语”。大多情况下，这些词义中还包含对突然产生的心理变化的尝试性归因。在拉丁美洲地区，nervios 或 Ataque de nervios 可以近似地被译为“持续性的心理崩溃”，这种状态在这里却被归因为极端经历。在东非大湖地区，Ihahamuka 或 Guhahamuka 表示由于受到威胁生命或暴力的经历而使肺部缺氧。在撒哈拉以南的西非地区，Noro 则意味着在整个集体的精神狂热中发生了极端暴力，或个体经历了这种暴力。在本书中我们将看到，创伤的影响除了包括心理伤害外，还有对重要生命功能造成的伤害。例如 Ihahamuka 指涉的呼吸阻塞，或者个体所在集体遭遇的障碍，就像Noro所指涉的。

分类法

即便在狭义上将创伤定义为生命危险或性暴力经历，也可能存在不同种类的经历。人们将它们划分为I型创伤和II型创伤。I型创伤是相对受限制的一次性事件，例如交通事故、飓风、武器威胁，甚至强奸。II型创伤指在长时间内反复产生影响的事件，例如战争创伤、反复刑讯或持续的性虐待。这样划分的问题在于某些案例中对时间长短的界定，例如无法合理地定义持续20小时的绑架是长期还是短期事件；而在这方面进行明确的规范也不是绝对有必要的。

另一种可以和以上分类结合的划分方式是区分偶然创伤（即意外的）和人际创伤（也即人为的，由人造成的或出于人的意愿的）。偶然创伤指例如包括交通意外在内的事故，这些都被视作偶然发生的或是在对方意图之外引起的。重大事件例如灾难，无论是地震还是爆炸等自然或技术灾难，都属此列。人际的、人为引起创伤的例子包括性暴力侵犯、战争创伤和形式严重的政治迫害。

重要的是将创伤与生活中的其他逆境区分开来，即便这在日常用语中往往很难做到。我们将爱意的消退、未能实现的热切期望和财富的损失都称为个人创伤，这些并不少见。从心理上来说，虽然这些都能被看作重要人生事件或负担，但是它们不会引起那些在经历生命危险或性暴力以后通常出现的典型反应模式。

对于急救人员、警察和安宁疗护人员等特定职业人群来说，与死亡的对峙几乎成为日常经历。这种情况涉及“职业创伤”，需要彻底认真地对待（在后面的章节中将讨论到），但区别在于，通过预备措施和专业程序能够大幅减少或完全根除典型的心理创伤后果。

有一种情况是自己未受到生命威胁，却作为旁观者目睹一人或多人死亡，这同样也与心理创伤学相关。在英语中存在“旁观者创伤”（bystander trauma）的概念。当旁观者真正因为严重的事件而产生了这样的感觉，将其描述为创伤就有了意义：“我几乎成为我亲眼看到的事件的受害者。”在 2001 年 9 月 11 日发生恐怖袭击以后，电视上播送了无数关于燃烧的纽约双子塔的画面，由此产生了大量对于“受创伤的电视观众”的报道。尽管事件的画面给许多人留下了深刻印象，但这还是对概念的夸大使用，因为电视观众并没有处于真正的危险之中。

最后一种可能的分类是区分个人或集体经历创伤，前者包括性虐待、事故或袭击，后者则包括战争创伤或自然灾害这些大多数情况下由集体一起经历的事件，正如我们将看到的，它们会造成对事件做心理消化时的差异。

创伤经历的发生频率

关于创伤和创伤后果的无数科学描述都给出了频率统计，即多少人遭受创伤经历。但是出于多种原因必须谨慎地解读这些数据。第一，对于创伤经历的准确定义可能不同，这尤其涉及是否要将对抗危及（自己或近亲）生命的疾病和亲近的人的死亡包含在内。大多数情况下，这两种情形都被纳入大型国家概览研究中（用专业术语来讲就是流行病学研究），即便临床经验表明，创伤后应激障碍并不是由这一类的事件情形造成的，下一章将对此进行说明。第二，大部分研究只涵盖 18 岁至 65 岁人群的创伤发生频率（被广泛引用的研究也是如此，例如 1995 年美国的“全国并发症研究”）。

基于这两点限制，在选定国家中至少有过一次创伤经历的人的频率数据如下：

德国：女性 46%，男性 54%

瑞士：女性 38%，男性 34%

奥地利：尚无数据

西欧（西班牙、意大利、法国、荷兰和比利时）：女性 60%，男性 67%

美国：女性 51%，男性 61%

澳大利亚：女性 50%，男性 65%

墨西哥：女性 71%，男性 83%

日本：61%（无基于性别的数据）

从给出的数据中可以排除 20% 至 22% 的在狭义上不属于创伤经历的情况（例如亲属突然离世或身患威胁生命的疾病），这意味着在被调查的国家中，大约 20% 至 60% 的人在生命中至少经历过一次创伤事件；男性在多数情况下比女性更频繁。

创伤发生频率的国别差异可以归因于历史—政治原因（战争或参与战争、犯罪暴力的程度）和自然灾害的蔓延。作为长期以来避免直接参战，并且未遭受重大自然灾害的国家，瑞士的创伤发生频率最低。然而在另一方面，瑞士也显示出不同的情况：它是唯一女性发生创伤频率高于男性的国家。除了各国因战争和自然灾害情况不同造成的创伤数量不同外，还有四种最为常见的“民事”创伤类型，频率从高到低依次为：严重事故、严重身体暴力（包括家庭暴力）、儿童性虐待和针对青少年及成人的性暴力。

这些研究还进一步显示了一些重要信息：受创伤影响的人们通常在生命中不会只经历一种创伤，而是同时承受多种创伤类型的痛苦，例如严重的身体暴力、性暴力和战争影响。如果考虑到上述每种创伤类型背后不仅仅是单一事件，而是分布在时间流逝中的多个事件，那么个人案例中经历的创伤数还要增加，例如在儿童性虐待和战争经历的情况中就是如此。因此，本章给出的数据仍是过度抽象和概括的。心理治疗师所说的**多重、连续或慢性的创伤**是创伤后遗症的前提条件，也会对治疗措施产生影响，这将在下一章讨论。

第二章
创伤后应激障碍和其他创伤后遗症

创伤后的痛苦：即时和中期症状

如同在前文描述的那样，创伤经历可能由完全不同的情形和事件构成，通常会导致即时心理变化。首先，意识功能（主要集中在注意力、清醒程度和反应能力）将发生变化。稍后这些变化将对患者的感受、思维和社会参与度产生影响。在创伤发生之时，心理的常规功能平衡（内环境稳态）就已经到达其调节能力的极限，并且可能在短期或中期发生崩溃。在几乎所有的患者身上都能看到这种对于创伤事件冲击性的即时反应，可以将其描述为内心麻木状态。有些患者在事后表示，他们“仿佛在拍电影一般”。麻木和电影式的“脱离自我”都属于分离状态（意识受损状态）。而这些状态是否伴随着无法停止的情绪性抽搐，例如绝望的哀号、严重的哭泣痉挛或恐慌发作，则由具体情况和个体差异决定。随着时间推移，在几分钟、几小时或一两天后，一些心理功能开始重新恢复正常。而这需要多长时间也取决于创伤情形如何进一步发展或是否已经结束。但是对于一些患者来说,创伤引起的超负荷仍然会损伤重要的意识功能，这也是导致中长期创伤后障碍的核心因素。

在动物行为研究（动物行为学）中，当危险或恐惧发生时，会出现相似的行为：僵直或死亡反射。这导致了身体无法移动，在人类机体中，意识整合的中断会引起类似的行为。因为人类不仅仅是由反射控制的，所以惊吓僵硬的状态是不完全的。例如许多受影响的人能够积极地从战争的直接危险地带、地震中心，或者性犯罪者的暴力中解救自己。创伤情形中不乏死亡，或者伴有重大损失。尽管如此，大部分受影响的人还是能够在紧要关头做出即时反应，并且尝试进行自救的，因此意识功能的崩溃并不彻底。在随后的一段时间中，意识整合逐步重新恢复，并带来频繁的心理痛苦，疼痛就如同附着在灵魂上一般。这种心理疼痛伴随着情绪、认知、身体知觉和人际关系的变化，笔者将在下文对此进行更详细的介绍。

这种持续一两天的自发反应被称为“急性应激反应”，即便它自20世纪90年代起就进入了官方诊断，并由此被世界卫生组织定义为疾病，但专家们却一致认为这种反应是正常的。然而反应的严重程度可能不同，而且能够与进一步的外部作用发生关联，这不仅仅发生在应急救援职业人群中。有些人将其描述为类似“自动驾驶装置”的运行机制，即自动化的持续运作。对“急性应激反应”最好的描述是“针对特殊情况的正常反应”。

在这种能够被称为震惊的第一反应以后，大部分人的意识功能将得到恢复，注意力、反应能力和协调能力重新开始工作。但是心理状态也可能出现无法干预的交替现象：一方面，人们被关于创伤经历的回忆淹没；另一方面，“日常运行机制”已经重新恢复正常。这种持续时间长达一个月的状态被称作“急性应激综合征”（此处的综合征与前文提到的仅持续一至两天的反应形成了区分）。然而，这种应激综合征以及交替的心理状态并不能得到明确界定，因此这一时期的心理变化应当依然归属于“针对特殊情况的正常反应”。人们需要许多时间来重新适应，使心理功能再次开始运作。在此期间，患者将注意力放在自己身上，关注自己是否还不断回想创伤事件，是否能够重新在睡眠中得到休息，是否能够毫无顾忌地与他人相处，是否能够彻底不再为所经历的事情感到不安。

正如文中所描述的那样，患者在或长或短的时间内遭受了明显的心理痛苦。在目睹生命消逝或濒临死亡后感受到悲伤的痛苦，而在遭受性暴力后则是深深的羞辱感与被玷污的心理痛苦。此外，还有情绪、认知、身体感知和人际关系等方面发生的典型变化。

在创伤后短期和中期出现的典型情绪包括焦虑、恶心、憎恶、羞愧和愤怒。通常首先是对自己永远无法摆脱当下内心惊惶状态的焦虑，随后是恶心和憎恶，身体可以感受到对回忆的强烈厌恶反应，还有羞愧，患者想把自己藏起来，以及愤怒，患者对发生的事情和他人的不作为或错误的干涉感到愤怒。

典型的创伤后认知包括压抑或想要逃避："我无法再去想，也不愿再去想发生了什么，否则我就无法坚持下去了。每当那些图像、气味或声响在我的脑海中出现，我的头就疼得仿佛要炸开了。"其他的认知则关注内在的损伤："我被打碎了；我成了没有生命的东西。"

也会出现认为自己有（共同）罪责，认为他人有罪责或认为双方同时有罪责的坚定想法："我做错了"或者"其他人本该伸出援手却没有这样做"。许多患者的自尊心受到伤害，甚至被完全摧毁："我已经没有价值了，我是个不中用的东西。"

以上对感觉和想法的列举中已经提及了部分创伤后的身体感知：焦虑时的内心惊惶状态，恶心时的反感和作呕，羞愧时的内心燥热。此外，当事件记忆涌入患者脑中时，还会出现类似惊恐的心动过速、晕眩、胸口的压迫感以及虚弱感。

在创伤后的数日和数周内，人际关系领域往往也将发生变化：对他人的疏远感油然而生，这甚至影响到那些没有经历创伤的最亲近的人。"我感到自己就像站在一堵玻璃墙后，这堵墙将你们与我隔开；你们没有经历过创伤，无法理解我的感受。"接触和亲密关系往往变得困难或甚至成为天方夜谭。特别令人痛心的例子是，在创伤事件中失去一个孩子的母亲无法再恰当地照顾其他幸存的孩子。同情心在这一时期往往会被摧毁，即使是自己的近亲。

到目前为止所描述的症状和痛苦表现，可能会出现在比青少年还小的孩童身上。如同文中已经指出的那样，儿童时期的创伤会呈现出不同态势，笔者将在第三节对此进行进一步讨论。

创伤后应激障碍和复杂性创伤后应激障碍

通过媒体的宣传，如今创伤后应激障碍已经广为人所知。而不太为人所知的是其“近亲诊断”复杂性创伤后应激障碍，根据目前适用的医学术语其实应该将它称为“极端压力后产生的持续性性格变化”。创伤后应激障碍和复杂性创伤后应激障碍这两种诊断都是只影响到少部分经历创伤的人群的疾病。具体数据将在本节的末尾进行介绍。

创伤后应激障碍由创伤后即时产生的症状发展而来，其出现的确切时间很难判定。但根据目前的学术观点，它至少发生在创伤结束后的一个月或更长时间之后。重要的是，创伤后应激障碍是由上述心理变化发展而来的，它的症状必然极其严重，并且超过了伤害程度的一定阈值，才能被确定为这种疾病。这里所描述的症状也可能以较弱的形式发生在受创伤影响的人身上；他们认为自己仍是健康的，而从外部视角来看，确实也能称他们是健康的。

创伤后应激障碍以与创伤有关的记忆和意识功能障碍为基础。首先出现的症状就是“侵入”（拉丁语：intrudere）或“重新体验”。患者感到自己被非期望的、充满负担的创伤回忆淹没。

案例研究 1：犯罪袭击事件的受害者

自那次袭击以后，我仿佛变了个人。晚上我躺在床上时，这些想法和画面就会出现，使我无法入睡。我发现我现在已经到了撑不下去的地步……

无论我在哪里，只要突然有声响，我就会吓一跳。这样的事情循环往复，根本无法终止。我只能这样想象：这就像触电一样，电流很快就会向上走，让我大汗淋漓。我已经完全精疲力尽了……

我的朋友总是试图让我振作起来。他们说，我应该忘记这些，为自己创造美好的生活。这真是让人痛苦到了极点，我很痛，因为我无法正常思考……（引自 2013 年笔者编著的《创伤后应激障碍》，第 16 页）

意识以及其对注意力、时间估计能力和反应能力的调节本领都受到了伤害，并且混淆了当下与过去。患创伤后应激障碍的病人因此在并非出自自己意愿的情况下，被迫与可怕的经历捆绑在一起。这种关联以图像、声响或其他对创伤事件的生动印象的形式出现，不但在无意中“侵入”睡眠，还进入清醒的意识状态。人们将后者称为“闪回”，这种表达方式能够使人联想起摄影或电影技术，指在闪电般的时间内完全真实地重新体验创伤，并且无法意识到这是之前发生的、已经结束的事情。

案例研究 2：性暴力受害者

愚蠢的事情是，当我在店里，而且柜台前有男性顾客站在我面前时，他们中的一些人会使我精神失常。我会突然想：这家伙把手放在了我身上；我闻到了他身上的酒味儿；我僵住了，因为我觉得他想侵犯我，这让我感到恶心——但事实上这一切都没有发生。有那么一瞬间我完全游离在外，回过神时眼镜已经被我压碎弄坏了。我的老板告诉我，她看到我站在那儿，没有任何反应。这种情况只会持续很短的时间，尽管如此我还是很讨厌它，而且它一次又一次地发生在我身上。

在创伤后应激障碍中极其频繁出现的噩梦特别强烈，重要的是，它和以往的经历有实际关联。出现创伤后应激障碍症状的患者夜晚经常会被噩梦惊扰，而健康的人们则很少经历这样的夜晚。此外，与健康的人们不同的是，健康人的噩梦往往是完全虚构的，而在患者的梦境中，真实回忆的部分与噩梦般的夸张成分总是交替出现。非自主重新体验症状的另外一个特征是，它通常是因为声响、视觉刺激（例如制服、特定色彩）、消息内容或幽闭组成的关键刺激而产生的——它们都能够反射性地引起那些症状。一些创伤后应激障碍患者只是“无意识地感知到”他们周围环境中的关键刺激，并形成侵入式反应，尽管他们并未有意识地发现和创伤关联的声响、物体或相似的存在（在案例研究中可能是特定的声音或面容）。

除了侵入外，还有另外两种症状构成了创伤后应激障碍：回避症状和高度兴奋。回避症状包括心理学上所说的“凝固”状态：不愿意想起创伤并且放弃能够引起回忆创伤的一切活动，例如与某些人见面、交谈，或陷入某些可能注意到创伤的情况。在德国，有些从二战归来的祖父或父亲，没有人能够让他们谈论战争经历。同样，受到严重的性创伤的人们也无法自发谈论他们的经历，通常甚至无法想到它们。

案例研究 3：德意志民主共和国国家安全部（Stasi）释放的前政治犯

> 孤独感完全吸引了我。我无论如何都无法做到将其克服……随后，我不得不这样告诉人们，“我不是罪犯，我是政治家，我没有对任何人做过任何事”，诸如此类的话。对我来说那就是一处障碍，我不得不从那里逃离，几乎逃到了自然之中，遁入了无边孤寂。

高度兴奋的症状事实上是对于未来面临的危险的持续性恐惧，首先以高警惕性和容易受惊的形式表现。持续的警惕心导致患者在不熟悉的环境中感到十分不自在，并且不断用观察和“如临大敌”的状态来确保自己的安全。在极端情况下，精神病学家将这种行为错误地解释为妄想的被迫害感。哪怕是最小的刺激都能够引发患者的惊吓。而有趣的是，他们通常说，“早先”（即在创伤经历之前），“不是这样的”。

案例研究3的延续：前政治犯

我告诉你们，这是完全荒谬的。当我在某个地方和熟人在一起时，电话铃响了，我吓了一跳。事情就是这样，根本无法终止。我只能这样想象：这就像触电一样，电流很快就会向上走，让我大汗淋漓。

早在400多年前，威廉·莎士比亚就在他的悲剧《亨利四世》中描述了相关症状的重要性以及它们使生活发生的改变，他让珀西夫人在剧中这样对她的丈夫说：

亲爱的丈夫
……
为什么你总把眼睛俯向地面，
独自坐着时，常常惊恐四顾？
为什么你的脸上失去了血色，
撇开我对你珍贵的权利，去跟
眼光暗淡的沉思和忧郁做伴？
……
你的神魂完全向往于战争，
因此在睡眠里也使你激动不宁，

使你额上经常挂满了汗珠。[①]

表 1 中根据已知情况列出了可能患创伤后应激障碍的人。19 和 20 世纪之前的人只占极少数（区别于对传闻中抑郁症患者的汇总，因为人们对其疾病景象早已非常熟悉）。除了最后两位生于 1970 年后的患者，列举的其他人只存在间接证据，或是他们的传记作者重塑了他们遭遇的障碍。

值得关注的是，表格中几乎只出现了艺术家（或者从事艺术相关活动的人），这也与抑郁人群或患焦虑症人群的对应汇总不同，而是接近患精神病这种干扰日常生活的严重疾病的人群的情况。此外，有趣的是，表中提及的许多视觉艺术家在创作中涉及甚至固定在创伤题材之上。创伤以不同的变化形式成为他们的创作中心，这种所谓的**创伤性固着**[②]将在下文进行更确切的讨论。

---

① 节选自《亨利四世》第二幕第三景。译文引自威廉·莎士比亚:《亨利四世》，吴兴华译，方平校，上海:上海译文出版社，2016 年。——译注

② 西格蒙德·弗洛伊德根据其性心理发展理论将人格发展划分为五个阶段：口唇期、肛门期、性器期、潜伏期、生殖期。若是未能满足某一阶段的特征需求则成为创伤经历，并导致固着在这一阶段，无法正常进入下一阶段。——译注

幸好，至少表中最后两个人证明了创伤后应激障碍能够通过治疗得到痊愈，莫妮卡·塞勒斯和斯特凡尼·乔安妮·杰尔马诺塔（即 Lady Gaga）本人都提到过这一点。

表 1　疑似创伤后应激障碍患者汇总

人物	（疑似）创伤种类	创伤后应激障碍迹象
阿喀琉斯（荷马笔下的神话人物，约公元前800年）	战争创伤	哀悼同伴帕特洛克罗斯的死亡，紧接着变得暴怒
阿尔泰米希娅·真蒂莱斯基（画家，1593—1653）	性暴力	固着于暴力形式的绘画母题（《卢克雷齐娅的强奸》，《霍洛芬尼斯的死亡》）
塞缪尔·佩皮斯（英国编年史作者，1633—1703）	1666年“伦敦大火”	描述即时创伤症状
查尔斯·狄更斯（作家，1812—1870）	1865年严重铁路事故	事故发生以后不再进行文学创作，并在事故后五周年当日去世
艾米莉·狄更生（美国诗人，1830—1886）	未知，疑似发生在17岁时	自17岁起与世隔绝，描述创伤者的内心世界
托马斯·爱德华·劳伦斯（“阿拉伯的劳伦斯”，军官，考古学家，1888—1935）	战争创伤，包括身体和性侵犯	描述他的“疲惫和内疚感”，隐居生活

续表

人物	（疑似）创伤种类	创伤后应激障碍迹象
维尔弗里德·欧文（英国军官，诗人，1893—1918）	战争创伤	现实的战争报告和关于自身焦虑的诗作
佐兰·穆西奇（斯洛文尼亚裔意大利艺术家，1909—2005）	纳粹大屠杀：达豪集中营	部分作品固着于尸体堆积成山和人们被杀害的景象
比莉·哈乐黛（爵士乐歌手，1915—1959）	持续的性虐待	认为自己的极端生活方式（吸毒过量、饮酒过量）与性虐待有关联
普里莫·莱维（意大利作家，1919—1987）	纳粹大屠杀：奥斯威辛集中营	在他的书中写到了创伤后遗症和幸存者的羞耻感，结束了自己的生命
约瑟夫·博伊于斯（行为艺术家，1921—1986）	战争创伤（还有驾驶的战斗机被击落）	部分作品固着于幸存资料
库尔特·冯内古特（美国作家，1922—2007）	战争创伤	（反）战争小说《第五号屠宰场》中虚构了自己的创伤后应激障碍
奥迪·墨菲（美国军官，演员，1925—1971）	战争创伤（“世界大战中功勋卓著的士兵”）	公开谈论自己的创伤症状，自传电影《百战荣归》
杰奎琳·肯尼迪（记者，1929—1994）	丈夫约翰·肯尼迪遇刺	她的创伤后应激障碍在她死后通过自白为世人所知

续表

人物	（疑似）创伤种类	创伤后应激障碍迹象
妮基·桑法勒（雕塑家，1930—2002）	性虐待、身体暴力	与世隔绝，自杀行为，自传报告
莫妮卡·塞勒斯（网球运动员，生于1973年）	遇刺（用刀行凶）	离开赛场多年，陈述她的病情
Lady Gaga（流行歌手，生于1986年）	19岁时遭遇性暴力	陈述事件及其造成的心理后果和她接受的心理治疗

复杂性创伤后应激障碍是一种以情绪、认知、身体感知和人际关系的慢性变化为主导的机能失常。在上文已经描述了创伤后数日、数周和前几个月内发生的急性变化——复杂性创伤后应激障碍的主要症状也由此产生。作为创伤后应激障碍的“近亲障碍”，复杂性创伤后应激障碍也将出现与之相同的核心症状：重新体验、回避和高度兴奋。但是患者通常不会抱怨例如闪回、退缩和易激动性等创伤后应激障碍症状。通常情况下，只有在复杂性创伤后应激障碍更为紧迫的主要问题缓慢消失后，同样存在的记忆和意识障碍才会在治疗中显现出来，并在后续疗程中得到医治。

大多数情况下，复杂性创伤后应激障碍是由持续的创伤经历引起的，包括多次或重复的创伤事件。最常见的复杂性创伤，即经历持续的、重复的创伤事件，是童年时期遭遇性虐待或身体暴力虐待。然而，复杂性创伤后应激障碍在家庭暴力受害者、人口贩卖和性剥削受害者、儿童兵、难民或战争平民受害者中也极为常见，他们都曾遭受折磨，经历过其他形式的政治或有组织的暴力。

案例研究 4：性暴力受害者

这名 23 岁的患者在 9 岁至 14 岁时曾反复遭受性暴力，她这样说道：

> 在很长的一段时间内，我都无法谈论我当时经历了什么。我无论如何都不能回忆起来……我至今为止都对我的母亲比对 M（她的继父）更不满；那个人（母亲）本该把我救出来。直到今天，我在和别人同床共枕时什么感觉也没有。对我来说一切都乱套了。我知道，别人可能管我叫‘妓女’，因为我现在经常能遇见这样的情况。我也不知道……从那以后的日子——我现在已经完全脱离了轨道，人们曾经在城里的某处找到我，并把我送回家，

而我对此一无所知。没有喝酒或吸毒就完全断片了……我觉得我太脏了——绝对的，这就是为什么我不得不经常洗澡。但无论如何，我作为人也是完全肮脏堕落的，我把其他人一起拖入了污秽之中。是的，我那时把M也毁了，他其实是个好人，他因为我大哭了好几次……我的感情就是一坨屎。我无法处理好这件事，我总是在这上面犯错。那些对我好的（人），我对他们总是抱有不近情理的攻击性和伤害性，只有他们感觉糟透了，我才会舒服些。反过来的话……没人知道当你无法感觉到自己时是什么样的感受。我注视着我的手臂——那不是我的。我没有肢体，至少我感觉不到。人们曾经告诉我，我很有天赋，我能够成就些什么——我也尝试过，但我认为我没有能做到这一点的内在力量。无论如何我都没有建立任何事业的根基。

案例研究 5：德意志民主共和国国家安全部释放的前政治犯

一位 21 岁时因政治问题在民主德国被拘禁长达 26

年的患者这样说道：

我不再像以前那样了，我变得不同了。我试着不再让很多事物接近我，许多东西根本不能再引起我的兴趣。当有事物接近我时，我会反应过激，显得偏执和有些咄咄逼人。如果有什么东西吸引了我，那么我就一定要为它而战，我也有我的骄傲和荣誉。而这已经为我带来了麻烦……所有能让我想起强制机制的东西都使我不快，我不是在它面前僵住不敢动弹，就是反抗它，完全不把它当回事。两者之间的中间形式在我这里毫无可能。这当然在工作中有影响，相较于有工作的时间，我更多情况下都是失业状态，因为我无法将等级制度内化。我无论如何都无法找到合适的反应方式……当我再次目睹他们（曾经的犯罪者）有了好下场，我就感到腹痛难耐，两三天都拒人于千里之外，因为在我的印象中，他们再次取得了胜利……然后我又去了那儿，把所有房间都喷洒了一遍……为了心理健康，我不得不这么做。

我必须也折磨一下人们……只要我还留着这条命，我就会憎恨一切和他们有关的事物。我是一个斗士，因此朋友很少……有时我因为妻子不理解我而非常恼怒，非常非常恼怒……我有受害者心态，只是期待周围人能理解自己。但是这种情况并没有发生，有一堵沉默的墙在那儿，沉默的共谋，使人继续封闭自我……（两个案例研究都引自2015年赫克同笔者发表的论文《ICD-11中的复杂性创伤后应激障碍》，第553页）

为了能在诊断上简明扼要地描述复杂性创伤后应激障碍的多样化情况，世界卫生组织在重新修订ICD-11（《国际疾病分类》第11次修订本）时，形成了基于三种核心受损功能区域的表述：情绪调节障碍、自我感知障碍和关系塑造障碍。

情绪调节障碍。各种感受和对应的外部表达共同构成了情绪。如果无法对感受表达进行精细化分级，那么这里就会产生问题。焦虑、悲伤或憎恨产生的负面情绪将各自以最强烈的方式被感受到，即焦虑导致各种不同的恐惧症，悲伤导致频繁的不满，憎恨感受导致主导性的气愤和怒火。患者在人际交往和沟通中变得激动和易怒，并且不得不花费大量精力学会自我安抚技巧。在他们身上经常会出现自残的行为方式，例如越来越多的患者将自己“驱使”到毫无希望的境地，这也与他们普遍变得愈发冲动有关。

自我概念的消极改变。这其中包括身份认同感受损，患者越来越坚信自己的生活已经被破坏，并且无法修复。与此同时，在生活中已经铸成大错，而且低人一等的观念占据了上风，伴随着永久的负罪感和羞耻感。这种自我指责最初很难或甚至完全无法被局外人理解，因为始作俑者并不是患者本人，而是真正的实施者（如上文所述，通常是童年时期的性虐待或成年时期经历的刑讯），但是患者却无法就其源头形成明确的归因。

关系塑造障碍。大部分由于上述内容而产生的障碍在人际关系领域是如此明显和深刻，因此要在诊断上将其分开单列出来总结。对于患者来说，伙伴之间平等的相互作用显得极为困难，或者这对他们来说根本是天方夜谭。他们倾向于发表偏激的观点，这为共同生活增加了难度，而且他们基本上也无法给予他人信任。

所有这些症状与创伤后应激障碍的核心症状一起构成了严重精神疾病的景象。患者往往因此成为精神病医院或心身医学医院的病人。由于多样的症状特征，患者在过去——现在依然如此——经常被误诊，通常被诊断为人格障碍，或者更罕见的是被诊断为双相情感障碍（以前被称为“躁狂抑郁症”）。但是边缘性或不稳定型人格障碍在核心症状上确实与复杂性创伤后应激障碍相似。此外，超过半数患有边缘性人格障碍的女病患——这种情况多数发生在女性身上——在一生中曾经历过一次或多次创伤。

不稳定的感觉和情绪、频繁的误解、陷入意识状态改变的倾向（分离，见下文），以及通常十分糟糕的自我形象，这些是两种诊断都会出现的症状。然而两者间也存在不同之处：边缘性人格障碍患者会出现所谓的自残行为（割伤、抓伤、针刺、烫伤或咬自己等），他们在人际关系中表现得更为极端（慌乱地尝试寻找伴侣等），并且他们的自我评价变化得更快。而在另一方面他们很少做与创伤事件关联的噩梦，也不会尝试竭力去回避它们。由于两种诊断的部分心理诊疗内容是相同的，特别是在治疗的第一阶段，因此对两者在初始阶段的混淆不会造成不可挽回的后果。

正如本章开头所述，对“典型”的和复杂性创伤后应激障碍的区分还是新鲜提法，尚未得到所有精神病学说的支持。美国精神医学学会的分类体系 DSM-5（《精神障碍诊断与统计手册》第 5 版）就反对了这种细分方式，但却留下了两条出路：复杂性创伤障碍可被称为“其他未被进一步描述的创伤和压力障碍”，而其中对于“典型”创伤后应激障碍的定义更为宽泛，因此美国患者也可以在两个选项中选择这种起源性诊断。

这两种障碍的发生频率是多少？由于对创伤后应激障碍和复杂性创伤后应激障碍的区分还较新，这些资料几乎只适用于创伤后应激障碍，要看到区分两种诊断的资料还需留待未来。然而就像文中所描述的那样，在复杂性创伤后应激障碍中，创伤后应激障碍的核心症状并不是关键，因此它在研究中很容易被忽视。为此，下面资料中的数据必须增加大约 1/5，以便我们能对两种障碍做出共同估算。

对应各种创伤类型的发生频率如下：

强奸后约 40%

童年时期发生性虐待后约 35%

其他暴力犯罪后约 25%

战争平民受害者中约 25%

退役士兵中约 15%

遭遇刑讯和迫害的受害者中约 35%

遭遇严重交通事故的受害者中约 10%

所有涉及自然灾害的人群中平均约 5%

如前所述，人口中患病率因历史和地区特征而异，世界上大多数国家障碍发生频率处于 1% 和 7% 之间，而德国为 1.5% 至 2%。

发展性创伤障碍

童年到青少年时期发生的创伤和其他厌恶事件引起的后遗症在一段时间以来被称为发展性创伤障碍。在详细介绍以前,先来解释一下:一次性创伤经历（I 型创伤）可能导致孩子出现具备儿童特征的创伤后应激障碍。非自主的记忆反复重现，经常以游戏形式无言地上演，例如孩子可能不断地演绎战争场景，砍下玩具娃娃的脑袋或者以其他方式杀死它，又或者只是让它一头栽倒，从而再现袭击情景。只要孩子愿意谈论那些屡次三番出现的焦虑梦境，那么它们就不一定与曾经的经历有直接关联。而所有其他的症状，例如频繁地、表面上毫无理由地发脾气，往往看不出与所经历的创伤有联系。另一方面，对于一次性创伤来说，并不像媒体在新闻报道中乐意坚称的那样，“孩子们遭受了最大的痛苦”。他们对死亡仍然陌生，尚未理解其不可逆转性，因此甚至能够比围着他们、照料他们的成年人更容易放下这件事。更确切地说，媒体似乎在利用如同上文所引用的那些说法，以更强烈的情感力量向用户传递信息。

狭义的发展性创伤障碍尤其出现在长期持续或重复发生的创伤之后（II型），通常包括人际创伤或其他厌恶经历，例如身体或情感虐待。

下面这份清单表明，我们社会中有相当一部分青少年挨过了一次或多次厌恶性或创伤性经历。虽然一般来说，人们普遍认为这是可能发生的，但是从儿童保护协会（Kinderschutzbund e.V.）和联合国儿童基金会（UNICEF）等组织定期的起诉来看，大多数人并没有意识到这一点。所有的发展性创伤都可能对青少年的心理成熟造成持久性伤害。

表2　虐待形式及其预估发生频率

虐待形式的定义	德国在2000年以后研究中的发生频率*
身体虐待：使用身体逼迫或暴力，且在合理的第三方看来，将可预见地导致儿童及其发展受到严重的身体或心理伤害，或在行为中可预见地包含造成这种后果的高风险	5%至10%

续表

虐待形式的定义	德国在2000年以后研究中的发生频率*
性虐待：在儿童身上或面前实施的，违背其意愿的，或者由于其身体、情感或认知能力低下无法知情同意的，以及其因此无法有效反抗和拒绝的性行为。	**含有身体接触：** 女性受访者：6.4% 男性受访者：1.3% **裸露癖：** 女性受访者：5.4% 男性受访者：1.4%
情感虐待：例如通过拒绝、恫吓、胁迫和孤立等，对儿童发展造成显著的伤害	5%至12%（不可靠数据）
忽视：负责照顾的人没有采取必要的行动，确保对所照顾儿童的身心关怀。	14%至24%（不可靠数据）

*参考迪格纳的论文《儿童的虐待和忽视》（*Kindesmisshandlung und Vernachlässigung*，2014）。

在这种情况下，孩子们不得不经历的虐待和强奸与他们的心理变化之间的关联并不明显。这些孩子们在极端情况下表现得沉默寡言、多疑、具备攻击性，导致他们此后被诊断为儿童精神病，例如“对立违抗性障碍”、冲动控制障碍或注意缺陷多动障碍。

提出发展性创伤障碍这一概念的精神病学家贝塞尔·范德尔科尔克在《身体从未忘记》（*The Body Keeps the Score*，2014）中写道：“由于这些孩子出现了那么多问题，他们的病历上也随着时间的推移出现了不同的诊断。在他们长到20岁以前，人们已经在大部分孩子身上强行贴了四个、五个、六个，甚至更多虽然骇人听闻但最后毫无意义的诊断标签……这些标签很少能达到目的，只会增加已经造成的伤害。”

大多数受到影响的孩子都来自功能失调的家庭，他们在情感或身体上受到了虐待，或者他们的主要照顾者自身受到干扰，导致无法满足孩子的需求。这一点通常被忽视或者在专业观念形成中处于边缘地位。此外，还有一些孩子不得不在管理不善的儿童疗养院中长大，或者遭受信赖者持续的性虐待，由此成为受害者。这些实施虐待的信赖者可能是家庭成员，也可能是教师或神职人员（例如神父）。近些年来，“背叛创伤”（betrayal trauma）被用以描述涉及信赖者的情况，并且已经通过证实，成了有用的心理学阐释概念。当青少年在生活中所依靠的人或机构利用和欺骗了他们的信赖和福祉时，就会出现背叛创伤，比如身体、情感或性虐待等都属于这种情况。情感虐待的例子不仅包括斥责、羞辱和爱意消退，还涵盖囚禁、隔绝同龄人以及包含死亡威胁在内的各种威胁。

目前已经有一些针对家庭成员性虐待行为（通常被称为乱伦）而进行的长期谨慎的观察，乱伦行为已经无法再被掩盖。在美国国家精神卫生研究所（NIMH），佩内洛普·特里克特和弗兰克·帕特南针对遭受和未遭受性虐待的女孩——两个群体均来自华盛顿特区的社会热点区域[①]——进行了多年对比跟踪调查。他们发现遭受性虐待的女孩在往后数年和数十年内展现了严重的受损情况，例如抑郁、意识功能问题（分离）、自残行为、性功能障碍、经常出现的身体肥胖（肥胖症）、认知功能损伤和辍学。在谈及自己的感觉和回忆时，这些性虐待的受害者即使在初次调查的几年后依然表现出完全封闭和麻木的状态。不同于对照组的女孩，她们在性成熟期以前几乎没有与同龄人建立过任何友谊关系。然而自步入青春期起，她们却与男孩们进行了许多混乱的、往往会再次造成创伤的接触。与没有性虐待经历的同龄人相比，她们的性成熟期提前了一年半，与之关联的还有激素早熟迹象和通常会出现的内分泌变化。

在儿童和青少年群体中，心理和生理发展进程之间仍然存在紧密关联，因此这种情况可能导致心理生物学

---

① 德国城市协会（Deutscher Städtetag）于 1979 年将社会热点区域（或问题区域）定义为集中出现对居民的生活条件，尤其是对儿童和青少年的发展机会或社会化条件产生负面影响因素的居住区域。社会科学研究指出，这些区域的居民遭受高于平均水平的匮乏，例如收入水平较低、失业、社交缺乏等，其形成原因可以归咎于城市发展和住房政策的规划不善。——译注

变化。除性早熟外，身高可能变矮；除肥胖症外，也可能产生别的持续性的饮食障碍。我们可以在简化模式中概括出发展性创伤障碍的三大领域：

1. 在心理、精神运动和激素方面失调，其中精神运动方面的变化还包括所谓的运动抽搐、活跃过度、愤怒障碍和冲动障碍。

2. 注意力和集中力方面的问题。

3. 在与自己和他人相处中遇到困难，通常以遭遇强烈阻碍或行为不受约束的形式表现出来。

局外人无法轻易理解长期遭受身体或性虐待的年轻人发生的认知变化：从负罪感（“我是罪有应得”）到接受整体责任（“是我造成了一切，实施者是善良的、珍贵的人，他被我腐蚀了”）。这种主观感知上的“犯罪者—受害者—逆转”是精神创伤学中惊人的心理学效应之一。在1973年一场银行抢劫案中，人质表现出了对劫匪的同情和对当局的反感，此后人们开始用“斯德哥尔摩综合征”这一概念讨论被当作人质的成年人遇到的问题。然而，目前的概览研究表明，心智成熟的成年人身上很少或几乎不会发生犯罪者—受害者—逆转，而在青少年直至年轻的成年人身上则已成惯例。

回到发展性创伤障碍本身，它开始于儿童和青少年时期，在实用精神病学和心理学中通常还缺乏事实认可。与之相反的是，这两门学科的基础心理生物学研究自 21 世纪起经历了研究领域内真正的繁荣，严重的心理疾病已经开始被归因于创伤及其带来的进一步伤害。基于大量科学研究的成果，这一点已经在终生反复发作的抑郁疾病（克里斯汀·海姆和马丁·泰歇尔工作团队的研究）、精神分裂疾病，以及成瘾性疾病和毒瘾中得到验证，上述这些领域将得到进一步深入研究。

延长哀伤

有一段时间内，亲人的死亡在心理学和精神病学中被视作创伤事件。这当然是夸张的说法，因为死亡理所当然地属于生命的一部分。尽管如此，许多教科书和研究都将临终、死亡和哀悼范围内可能出现的心理困难归入精神创伤学和创伤后应激障碍领域内。然而在最近则大多避免这种归类，除了前文已经提及的诊断外，又出现了独立的“延长哀伤障碍”。其中有些模棱两可的案例与创伤后应激障碍重叠，例如在美国 9·11 恐怖袭击事件后，悲痛的家属虽然在事件发生时并不在场，但是却被迫反复面对媒体中播放的袭击影像，可能由此产生创伤后的侵入现象和各种噩梦。另一个例子是自杀事件，在这种情况下，无法明确发生了两种障碍中的哪一种，甚至可能发生“双重”障碍，当相关幸存者发现死者时，会对极度恐怖的景象留下深刻印象。

有些人可能在失去亲人几个月后甚至几年后才出现延长哀伤障碍。典型的例子是失去自己的孩子，但这远远不是造成这种心理疾病的唯一情况。如创伤后应激障碍和复杂性创伤后应激障碍一样，后续的心理症状模式决定了是否会产生延长哀伤障碍或其他心理障碍。尤其是纯粹的抑郁疾病或者一系列焦虑障碍几乎同样会普遍出现，例如恐慌或社交焦虑症。

与创伤经历的后果相似的，还有失去亲人后患者可能在短期内出现的急剧心理变化，尤其是心理生理学变化，如丧失“痛苦”的感觉，这对于很多人来说都能从身体上感觉到（例如在胸腔区域的疼痛）。对逝者在身体层面上痛苦的思念，一旦持续下去就将成为延长哀伤的主要症状。包括精神恍惚和知觉麻木等在内的意识变化会随之出现。此外，还有对于死亡事实的拒绝承认。许多哀悼者在最初都无法处理必要的活动和事务，或者干脆“仿佛在恍惚中一样”就对付过去了。因此急剧哀悼的迹象（和创伤后果相似）是与心理和身体“短路”

关联的意识变化。哀悼者在失去亲人一年后的死亡率会增加5%到10%，这主要是由于引发了心血管疾病。[参考施特勒贝的论文《丧亲之痛的健康后果》(*Health Outcomes of Bereavement*，2007)]

延长哀伤障碍是指那些在几个月后仍然表现出上述部分变化，以及产生新症状的人。其核心特征是意识和记忆障碍，就像创伤后应激障碍和复杂性创伤后应激障碍的症状一样。然而延长哀伤障碍也有其不同之处：闪回在创伤后应激障碍和复杂性创伤后应激障碍中占据主导地位，而延长哀伤障碍会出现长时间思维上的吸附作用，在专业术语中将其称为“专注”。处于这种状态下，患者在对逝者或死亡情况的思索以及感受、回忆中徘徊不前，在主观上填满了一天中清醒时的绝大部分时间。在此期间，患者的意识“被分割成两半”，一部分在考虑日常需求，另一部分则游离在对逝者和对自己丧失亲人的命运的思考上。这不同于创伤后应激障碍勾起的对可怕事物的回忆，延长哀伤障碍首先唤起悲伤的回忆，而后是美好的回忆。“苦乐参半”这个词非常符合患者所经历的情景。记忆通常集中在所失去的、与逝者共同走过的时光，而更早与他人度过的其他经历则完全消失在了暗处。患者大多无法再自发地沉浸在对美好时光的回忆中，例如自己的童年时期。

意识和记忆进程的改变也造成了妄想性误认：无论是在道路交通中，还是在家里（通常发生在远处而非近处），患者以为自己重新见到了逝者，直到他们发现自己弄错了。患者还会出现一些看上去非常古怪的症状：在房间内保管和打理逝者的遗物，把一切都布置得好像逝者随时会回来一样，或者在用餐时为逝者摆放餐具。

此外还有以下症状是延长哀伤障碍的典型症状：

难以接受死亡；

感觉仿佛失去了自己的一部分；

对丧失亲人感到愤怒；

对逝者或死亡情形感到愧疚。

在想象中以对话的形式与逝者进行交谈并不属于这种疾病的特征之一。相较于将其视作一种症状，不如说它其实已经是一种心理克服的手段，其潜能已经在对哀悼者的心理治疗中被有意识地开发应用了。

正如文中所阐述的那样，延长哀伤障碍在精神病学和临床心理学中仍是较新的诊断，以前的名称是创伤性、复杂性或病理性哀悼。如今，在世界范围内的有效性也成为诊断标准之一。在哀悼方面，从礼服穿着到丧期期限（例如从前欧洲人熟知的一年服丧期[①]），与哀悼相关联的各种表达和仪式因为受到文化的强烈影响而大相径庭。现有的研究表明，上述延长哀伤障碍的症状以及患者不得不在丧失亲人的几个月内维持那些需求，却超越了不同文化的差异而保持恒定一致。

以下为延长哀伤障碍的发生频率（所有数据均依据该国的总人口）：

瑞士：0.9%

荷兰：2.8%

中国：1.8%

日本：2.4%。

分离和身体反应

已经有研究指出，创伤经历不仅会产生创伤后应激障碍和复杂性创伤后应激障碍，还会造成其他精神疾病，由创伤引起的精神脆弱以及在下一章中将详细描述的其他因素导致心理以这种或那种方式失衡并发展形成的障

① 罗马法要求亲属在服丧期间穿着丧服，并且不得参与庆典活动。在此期间，丧妻的男性允许立即再婚，丧夫的女性必须经过一年的服丧期后才能再婚。——译注

碍。这也涉及麻醉品和毒品的成瘾性疾病，在欧洲则尤其是嗜酒成瘾。在经历创伤后不久，受害者、职业救援人员或军人在极端令人不安的事件后，想要通过酒精使自己平静下来，这可能就是酒精成瘾发展的第一步。而从长远来看，所有其他精神疾病都可能由创伤经历激发，像精神分裂症、抑郁障碍和双相情感障碍、焦虑症、人格障碍等，或是反应还没有那么剧烈但仍然带来严重伤害的慢性睡眠障碍或性功能障碍。

下文将更详细地描述两种精神疾病，因为它们是成人或童年创伤所引起的印象深刻的后果——实际上两者属于一组疾病：分离性障碍和身体相关障碍；后者在如今新的专业表述为“躯体症状性障碍”。

不同的分离性障碍归属独立的诊断分组，其中包括从基础的、不太复杂的现象到多种形态的、异乎寻常的形式。以下为三种较为基础的现象，它们对儿童和青少年来说其实是正常心理现象，而对成年人来说则是主要的压力和创伤后果：

人格解体：对自己个人（身体、人格、回忆、话语、行为等）的体验是陌生的、变了样的、遥远的抑或虚幻的。

现实感丧失：对周围环境的体验是陌生的、无生机的或虚幻的。

心因性失忆症:心理上引起的记忆丧失,意味着(短时间内完全)阻断了记忆唤醒。

在分离性障碍中较为复杂，且通常引起外界争议的是分离性身份识别障碍、分离性感觉障碍和分离性精神运动障碍。

分离性身份识别障碍的一个引起关注更多，但并不准确的名称是“多重人格障碍”，是最严重的分离形式。对于这种障碍仍然存在着较多争议，有些专家完全拒绝承认它的存在，他们的否定可能源于这样的事实，即该障碍极少以在同一个人身上同时出现多个“人格”的极端形式出现。即使对于最常见的三至五个人格的平行状态，精神病学家或临床心理学家也可能由于其罕见性而在整个职业生涯中没有见过，并因此否认其存在。

患者产生不同的人格状态，并被它们交替控制着思维、感觉和行为，完全不记得或者只能粗略地记得那些别的“人”的状态，其中至少有两种人格状态阶段性地完全控制整个人。从一个人到另一个人的切换是无法被感知到的，各个状态下的行动、思维和感觉同样完全被遗忘。

这将导致人们在日常生活中见到患者拥有不同的音域、新的(姓)名、其他的性取向，甚至相异的主观认知性别，以及他自己声称拥有的不同职业、兴趣和技能。他们出于各种原因变得无劳动能力或伤残，因此大多没有固定的工作。起初他们总是对发生在自己身上的事情感到惊讶，例如他们无法控制自己对别人的反应，例如他们想不起来家里的东西为什么发生了变化。另外，有些患者表明自己能听到内心的声音（除此之外这种情况只发生在精神分裂症中）。专家们一致认为，只有那些拥有厌恶性或创伤性童年经历的人群才可能在青少年时期或成年初期产生分离性身份识别障碍。专家还指出，不同的人格状态是对这些经历的处理失去控制而造成的结果，目的是适应不同的环境和生活条件。如果其中一个“人格”陷入压力之中，那么就会转变至其他状态，而患者对此却不会有记忆。

在实践中，这种障碍更容易发生在女性群体中。然而，有两位著名的男性作家曾经描述了患者的知觉世界——甚至早于这种疾病出现在精神病学教科书之中。而在这两位作家创作的50多年前，罗伯特·路易斯·史蒂文森就写下了著名的故事《化身博士》（*Der seltsame Fall des Dr. Jekyll und Mr. Hyde*），它本身就能够作为分离性身份识别的文学虚构小说来阅读。这里讨论的第一段描述来自卡尔·迈的自传《我的生活和追求》（*Mein*

Leben und Streben）：

我逐渐意识到，我不再是一个整体，而是被分裂的人格。这完全符合那句新的哲理：人不是个体，而是戏剧。这部戏剧中存在不同的、行动的人格，他们有时相互之间毫无二致，有时又泾渭分明。

首先是我自己，也就是我，是我在观察一切。但是这个“我”到底是谁，在何处，这是我没有能力言说的。它与我的父亲具备相似之处，拥有他所有的缺点。我体内的第二个存在始终站在远方，它像仙女，像天使，像祖母的童话书中那些纯洁的、令人喜悦的人物，它在催促，在警告。……第三个形象，当然不是肉体的，而是精神的形象，它令我作呕，致命的、丑陋的、讥讽的、可憎的、始终阴森森的，给我带来压迫感；我从未见识过，也从未听说过它不同的样子。……真是使人癫狂！如同过去除我自身以外还存在两个形象，光明的和黑暗的，现在除我自身之外还存在两个群体。每个在思考的、追求前进的人都必须遭受这样的内心斗争。他们经历的是思想和感情的相互冲突，这些思想和感情冲动于我而言却已经凝结成为看得到、听得见的形象。

第二段描述来自杰克·伦敦一部鲜为人知的小说《紧身衣》(*Die Zwangsjacke*)：

在一生中，我了解到不同的事件和地点，意识到自己体内存在着其他人。……此后，在半小时、十分钟或一小时的时间内，我将在我长久回归世间的记忆中不安且愚蠢地徘徊。但是时间和地点转换得太过迅速，直到事后醒来时，我才知道，我——达雷尔·斯坦丁——是对所有怪诞和荒谬起连接作用的人格。但这就是全部，我永远都无法完全尽情享受完整的经历，发展出时间与空间中的意识点。

这两位作家都经历了沉重的童年，对于他们自己在多大程度上一度受到障碍的影响仍然是未知的。

分离性感觉障碍（更准确地来说是分离性感官知觉障碍）导致患者一个或多个感官知觉部分失效或完全失

灵，尤其是听觉、视觉、触觉、对自己肢体运动的本体感觉、痛觉和对性器官的感觉。当疾病涉及听觉或视觉丧失时，也可以将其称为精神性耳聋或失明。这两种现象直到 20 世纪 50 年代还被视作癔症的症状，这种贬义性称呼暗示着患者具有自我中心癖，并且表现得非常古怪。因此在医生们的评价中也认为，涉及其中的感觉障碍背后并没有任何器质性 – 生理性原因可以解释；无论在精神性耳聋还是失明中，听觉和视觉的身体功能并没有受到损伤。

在今天，如果在一些罕见病例中诊断出分离性感觉障碍，那么是基于这样的假设，即认为其有很大的可能与一次或多次创伤性及厌恶性经历相关。

虽然神经性失明在女性群体中同样常见，但这种疾病最为出名的案例是一位男性——阿道夫·希特勒。作家恩斯特·韦斯曾在小说《我，目击者》（*Ich, der Augenzeuge*，写于 1940 年，于死后 1963 年出版）中对希特勒进行了文学性加工描写。由医生彼得·泰斯 – 阿本德罗特于 2009 年重构的事实指出，希特勒在一战期间作为下士于 1918 年 10 月经历了芥子气攻击，这场袭击导致他多位战友丧失视力。虽然希特勒表明自己也发生了失明，但是他并未像其他直接受伤的患者一样当场得到救治，而是被运送至一处偏远的军事医院，并在一个月后治愈出院。这一时期的医疗档案尽管已经被全部销毁，但是根据自那时起精神科医生一直沿用的传统，以及按照当时的战争神经官能症治疗原则，对希特勒进行了远离战区和住所的医治的那些论点，能够得出结论，希特勒的病例很可能涉及战争冲击导致的分离性视觉障碍。

分离性运动障碍指神经功能完好的患者在自主执行运动时部分或全部受阻的情况。神经学家们针对不同方面形成了一系列专业术语：运动失调（例如步态不稳、姿态怪异或无法站立）、运用障碍（无法执行已经习得的动作）、失音、发音困难或哑症（无法说话或言语能力的变化）。分离性运动障碍可能导致从瘫痪直至完全截瘫、挛缩（活动受限）、非自主或刻板动作、战栗以及类似癫痫发作时的痉挛。这些障碍早先也被归因于癔症。在一战期间以及一战后产生了“炮弹休克症”的概念，这是因为许多士兵在战斗后出现了分离性运动障碍引起的无法控制的长时间颤抖，这种症状让人遥想到炮弹的爆炸冲击波。在网络中还有一些旧的短视频，从中我们能够看到参与一战和二战的美国或英国士兵就表现出这样的症状，例如 1918 年的《炮弹休克症受害者》（*Shell*

Shock Victim），以及约 1940 年的《战栗迷情》（*Shades of Gray*）。好莱坞导演约翰·休斯顿于 1946 年拍摄了一部关于受到战争创伤士兵的情感细腻的纪录片《上帝说要有光》（*Let There Be Light*）。美国作家希莉·哈斯特维特则于 2010 年在小说《颤抖的女人》（*Die zitternde Frau. Eine Geschichte meiner Nerven*）中自传性地表述了女性遭受分离性运动障碍的情况，其中颇有意味地涉及了延长哀伤的问题。

最后提及的这种障碍探讨了以身体反应形式呈现的创伤后果。躯体症状性障碍直到不久前才被正式称为“躯体化障碍”，是与创伤后果关联的另一项重要诊断，涉及了承受无法被充分证实的身体痛苦和损伤的患者。其中具有代表性的不是例如腹痛、恶心或疲惫等特定身体症状，而是更多地指患者呈现和解释这些症状的方式，以及他们在抱怨中花费的过多时间。这些病人只要有机会就会一次又一次地预约医生来请求救治，他们通常完全无法感觉到自己其实主要是受到了心理负担的影响，不知道这是由于创伤经历造成的。相反，他们坚持认为身体的某处出现了问题。

这种形式的创伤后遗症在移民群体中尤其常见，在原籍国形成的文化印记导致他们不是从“心理上”，而是从“身体上”传递压力。有趣的是，即使对于当地人来说，较低的教育水平和传统的社会交往也会引起对感知受损的身体的固着。

最后也是最根本的一点是，正如上文所解释的那样，创伤经历可以影响全部的精神和身体领域，并在那里留下印记。

第三章
为什么恰巧是我：关于创伤后遗症进展的知识

为了得到确切可靠的结果，我们还需要更长的时间去研究新的精神疾病的根源。就创伤后遗症而言，仍然缺失那些持续较长时间的研究数据。相较而言，创伤后应激障碍则是一个例外，我们现在对其产生条件已有了更为多样化的了解。因此在下文中，创伤后应激障碍将作为讨论的中心。

“为什么恰巧是我？”这一问题对于创伤受害者，特别是那些因此遭受精神伤害的人群有着双重意义。首先涉及了一个问题，即“为什么偏偏是我在事发时经历了此事？”其次附加的问题可能有：“为什么它总是那么强烈地折磨我，并使我变得‘破破烂烂’，而其他同样经历此事的人们却看似重新‘恢复如初’？”正如我们在下文中将详细描绘的那样，创伤后遗症的特征通常表现为这种痛苦的自我反思。

以下把创伤后应激障碍中发生的创伤后遗症分成三个部分，首先描述这种精神障碍的大脑核心进程，其次将涉及其他所谓的共同作用因素，即生理、心理和社会原因，最后将关注对其他创伤后遗症的更进一步发现。

创伤后应激障碍发展过程的核心

在描述创伤后应激障碍的过程中，已经多次指出，它在核心上涉及意识和记忆的持续存在的变化，想要回避和压抑的意愿，以及在身体上也能感受到的对威胁的持续恐惧。

迄今为止的研究基本上面临一个很大程度上无法解决的谜题，即为什么恰好是这三个心理症状领域经常一起出现在创伤后应激障碍中。为了进一步解决这一谜题，我们可以试图从所谓的障碍模型中获取关于创伤后应激障碍“核心事件”的可靠说法。

使用“障碍模型”（或者简称其为“模型”）概念的

做法符合医学和心理学在描述病因时讲究实际和现代化的自我理解。模型是通过科学家的“显微镜”所观察到的现象的部分，因为完整的现象通常过于复杂以至于无法进行全面描述。以下规则是适用的：模型越简略，那么其直观性越强；模型越复杂，那么越难用语言合适地传递信息。可以将模型按照不太复杂到极其复杂的顺序并置，它们不一定是相互排斥的，可针对需要被解释的现象彼此之间进行补充。下文将解释一些经典创伤后应激障碍的模型，并注明每个模型的第一作者。

为什么带来精神负担的图像和记忆片段会不断回到意识中？这一过程又是如何与回避症状关联起来的？创伤后应激障碍的第一位描述者，精神病学家马尔迪·J.霍罗威茨用非常简单的“钟摆模型”对此进行了阐释。模型表明，记忆渗透到意识之中，变得越来越生动，同时也不断带来更多精神负担，直到反调节发生，并逐渐从意识中被驱逐。这种压抑反过来将会不断增强至“不愿再去对此思考”的极端。患者甚至能够成功在短时间内做到这一点，但是当钟摆的下一次摆动开始，记忆又重新浮出水面，并夺取它的地盘。随着钟摆来回摆动，这个过程每次都重新发生。经历创伤后应激障碍的患者任由自己受“钟摆过程”的摆布：他们被创伤性记忆压制，同时又耗尽全部精力回避这些记忆。如同下文将提到的其他模型一样，钟摆模型纳入了对治疗的判断（在第五章中将对此进行详细阐述）。在这种案例中，治疗手段包括减少回避和压抑，即便这通常会带来痛苦。如早已承认的那样，钟摆模型极为简化。但是对于那些不知道反复出现痛苦是如何发生的、并不断绝望地听凭自己受记忆控制的创伤后应激障碍患者来说，钟摆模型却能够使他们立即经历“啊哈时刻”[①]，并由此迈出减轻痛苦的第一步。此外，霍罗威茨还将其扩展为另一个更为复杂的模型，强调了心理图式，即不同的个体感知和记忆模式以及人格类型的作用。然而，这一模型至今尚未得到明确的科学证明。

“创伤后应激障碍的恐惧结构模型”由美籍以色列心理学家和心理治疗研究者埃德娜·B.福阿提出，这个模型解释了为什么人们经历的创伤的记忆紧密地与思维（认知）、感觉和身体反应联系在一起，以及为什么这一关联能够引起对威胁的长久恐惧。记忆在此被视作一个多维网络——这是在心理学和神经科学中固定下来的构想。网络节点代表着记忆内容，节点间的连接代

① 由德国心理学家卡尔·布勒提出，用以描述对某一个企图探索、但以往并不知道的局面，突然产生了透彻的认识。——译注

表记忆内容之间的"关联紧密程度"。不同的"记忆节点"产生于同样极其情绪化的经历,并且彼此之间密切相连。创伤后应激障碍的"恐惧结构模型"指出了多种重要见解:记忆内容不仅包括事实性经历("事实"),还包括在创伤事件发生时的感觉和身体感知。典型的例子是从恐惧到对死亡的畏惧、恶心和厌恶的感觉。身体感知根据经历的种类不同而发生变化,较为常见的是疼痛、多汗、感到心搏骤停或呼吸困难。

以一位在黑暗的夜晚遭遇男子抢劫的女患者为例,下图的左侧 a 是"恐惧结构模型"的示意图,所有的网络节点彼此之间相互连接。此处被激活的恐惧模型表明,三种记忆种类下每个单独回忆因素都能作为所谓的提示刺激运作,并在瞬间激活整个网络。对患者则意味着,创伤事件涉及的每个提示性刺激——无论是黑暗、采购、激动时出汗、各种形式的恐惧,还是恶心和厌恶(例如对于老鼠的厌恶)——都能在瞬间激活整个创伤记忆完全的恐惧结构。痛苦的记忆将由此毫无防备地出现,并伴随着担心一切会立即再次发生的恐惧。

图中的右侧 b 呈现了大范围"失活"的恐惧结构,我们能够通过特定的创伤治疗达成这种效果。在这里,绝大部分联想的连接被切断,提示性刺激(在下文中将称其为“触发器”）也由此无法再形成非自愿的阶梯式记忆瀑布。

恐惧结构模型明确解释了侵入或重新体验症状，以及对新威胁的恐惧，也含蓄地解释了回避症状；患者为

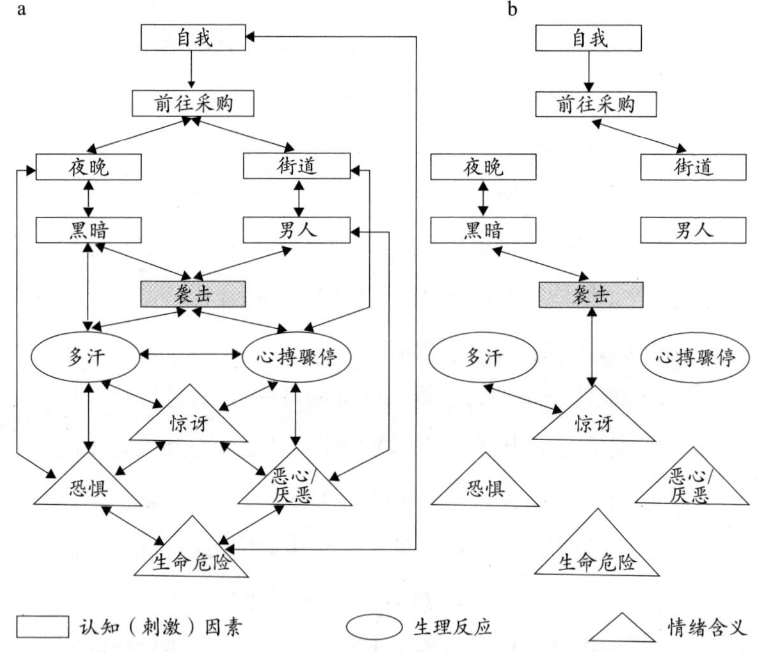

a存在创伤后应激障碍的明显恐惧结构，b病人渐愈的情况下“失活”的恐惧结构（例如接受暴露疗法后）。该图引自2013年笔者的《创伤后应激障碍》。

了不再经历与记忆关联的恐惧，因此试图完全避免和压抑这些回忆。

使不同的条件刺激和非条件控制刺激成对出现，并测量反应时间，这样简单的心理联想实验能够证实，创伤后应激障碍患者对成对的创伤条件刺激的反应时间极短。例如对于患有战争相关创伤后应激障碍的人群，使教堂钟声与“炸弹”这一词语之间建立联结，与之形成对照的是使同样的声音与“周日”这一词语关联。同样对于条件刺激的触发器“战争”，未患创伤后应激障碍的人群和接受成功治疗的患者需要更多的反应时间。这意味着，通过有效的治疗，涉及创伤的记忆网络已经被消解。福阿的这个模型与心理治疗关联极大，因此下文还要在涉及治疗的章节中对此进行详细叙述。

英国心理学家克里斯·布鲁因提出的“双重记忆模型”为解释创伤障碍引入了更多角度。布鲁因想要通过模型指出针对创伤的两种回忆类型。第一种是“记忆网络”（情境化表征），这一记忆形式能够通过语言表达出来，并随着时间推移自己改变，或借助治疗过程发生变化，记忆中的恐惧或其他情感成分也由此减少。第二种创伤回忆类型是感官“记忆碎片”（近感官的表征），保存了创伤经历的单独元素，例如声响、图像或疼痛。这种记忆形式不能通过自愿或语言表达影响，特别是对于长期或多次经历创伤的人群，将会导致自发出现的闪回症状。通常这两种记忆形式在经历创伤的人群身上都存在，但是第二种形式在创伤后应激障碍患者的身上尤其突出和持久。

“双重记忆模型”基于通用的记忆心理学理解，主要关注不同记忆储存的区分，例如涵盖自传体记忆和创伤记忆网络的**知识记忆**，以及不需要思考就能提取其中储存情节的**过程记忆**。此外，双重记忆模型还指出，创伤后应激障碍会产生各种形式的注意力和记忆问题，这是由于涉及的记忆储存超载，导致其他的日常信息或传记式的长期记忆受到干扰和阻碍。这也与许多创伤后应激障碍患者的叙述相吻合，他们不再记得发生创伤前那些早先愉快的经历。通常他们也坚信，去寻找这些美好的记忆是无意义的。

应该在这里简单提及的是，“双重记忆模型”能够与现有关于神经生物学记忆过程和变化的知识很好地结合在一起。“记忆碎片”的模式尤其与杏仁核关联密切。这一脑部区域通常被称为大脑的警报中心，在人体所有的信息接收中对危险识别和评估起到重要作用。创伤后应激障碍患者的杏仁核会变得肿大，并且被过度激活。

一般的知识记忆和“记忆网络”模式主要在海马体（脑皮层的一部分）的大脑构造中进行加工。如果海马体的其中一部分不被运用，尤其是当过多信息跳过海马体直接由杏仁核的警报中心处理，那么就会发生持续性萎缩。特别是针对复杂性创伤后应激障碍，双重记忆模型能够产生一系列心理治疗效果。

另一个聚焦范围更广的模型描述了导致创伤后应激障碍产生和维持的典型思维和相关变化，这一模型就是牛津大学心理学家安克·埃勒斯提出的“创伤后应激障碍认知模型”。它以同心结构呈现，其中心是患者的主观信念，即他坚信自己当下也继续受到危险和灾难的威胁。这种确信的想法在创伤后应激障碍患者中非常普遍，他们心中充满了特定和不特定的创伤性威胁感。模型的第二圈指出了强化威胁感的三个因素：创伤记忆的特征形式、行为和思维的功能失调性保护机制、对创伤经历及其后果的功能失调性阐释。

第一个因素与其他已经提到的创伤后应激障碍模型在根本上是一致的，也就是感官“记忆碎片”和闪回的支配地位。第二个和第三个因素中的“功能失调性”指的是那些对健康无益处，却在协调作用下维持体内障碍和疾病的模式。

第二个因素总结了那些尤其被自我保护意愿激发的、但是过于夸张的行为和思维方式，它们使得内部形势不断升级。患者对于自己的安全需求反应如此剧烈，以至于他们反而因此对自己造成了伤害，非但没有减少恐惧等负面情绪，还愈演愈烈。维护自我安全的一个典型例子就是坚持携带武器，因为对这种假设的认知检验被阻碍了——即便不执行维护自我安全的行为，害怕发生的灾祸也不会降临。此外，典型的功能失调性保护机制还包括不懈地尝试避免思考创伤事件。基本上，这些努力只会使得持续存在的威胁感不断加强。

第三个因素是对创伤经历及其后果的功能失调性阐释，这涉及对遭受创伤期间和其后发生的一切的典型情绪性解读。一些所谓的“道德感”，也就是因评价自己或他人行为而产生的情感波动，在这里发挥着重要作用，主要包括羞愧、内疚，以及愤怒或持续性不快。患创伤后应激障碍的幸存者往往同时出现一些或更多此处提到的情感。无论对发生的事件，还是没能把自己和他人从创伤情形中拯救出来的现实，他们都认为自己负有共同罪责。同时，他们通常给其他人打上“恶意失败者”的烙印，例如在他们看来，救援人员或治安部队“完全失败了，并且由此让一切变得更糟了”。除此之外，在事件发生以后对自己生活的完全贬低也属于对创伤后果的功能失调性阐释：患者感到“生命线”被完全撕裂了，或者自此以后认为自己的生活永久受损且毫无价值。

同我们到现在为止提到的所有创伤后应激障碍模型一样，“创伤后应激障碍认知模型”也为心理治疗工作提供了各种可能性，笔者将在第五章更详细地阐释。

创伤后应激障碍的风险因素和保护因素

不是所有导致患者产生或从初始症状发展出创伤后应激障碍的共同原因都能通过治疗干预。所有的精神障碍都有确定的风险因素和保护因素，虽然这种区分是非常人为的。如果某一方面太少（例如社会支持），那么就能将其视作风险因素；与之相反，如果某一方面可供支配程度更高，那么它就是保护因素。尽管如此，为了便于阅读，笔者还是在表3的最后一栏中列出了这种区分。

各种研究已经反复表明，这里的许多风险因素和保护因素能够造成影响。表3仅仅基于在科学综合分析（所谓的元分析）证明下被多次确认的结果，这些分析得出的精密统计已经能够允许我们区分，这些因素对产生创伤后应激障碍有较小、中等还是较大的影响。研究中提到的其中一些因素（例如女性性别或较低的教育程度）在这里被略去，因为相较于综合分析更为详尽的其他各种分析表明，这些风险只是作为假象存在。更确切地说，它们可以通过生物或社会因素进行更根本的解释。

表 3 区分了**创伤前**、**围创伤期**和**创伤后**的风险因素和保护因素，这三者指的是各个因素的作用时间："创伤前"是在发生单个或多个创伤事件以前，"围创伤期"是在发生单个或多个创伤事件期间，"创伤后"是在发生单个或多个创伤事件以后。

关于风险因素和保护因素的一些发现很可能让人感到惊讶。较低的社会经济地位（即低廉的收入以及贫穷和偏低的教育水平）会提高患创伤后应激障碍的可能性，当涉及那些在军队或其他紧急救援职业任职的人群时，这一事实能够造成许多影响。在历史上特别是在 20 世纪的某些军队中，新兵受教育程度较低的现象非常普遍，例如在越南战争、朝鲜战争以及 20 世纪 90 年代第一次伊拉克战争期间的美军。

同样令人惊异的是，相较于拥有传统价值取向的人们，遵循现代价值取向的人或社会群体患创伤后应激障碍的风险更低。根据谢洛姆 · H. 施瓦茨的说法，在社会心理学方面可将自主、成就和享乐视作现代价值，而适应、友善和安全则为传统价值。在一个人所生活的参照群体（例如宗教群体、城市或农村人口）中或在全球对比（现代/后现代与传统、前工业化国家或文化区域相比较）中，传统和现代价值取向中的某一个（或另一个）会占主导地位。这就可以解释为何社会生活条件较差的人们具备更高患创伤后应激障碍的风险，在某种程度上，遵循传统价值的人们更倾向于采取宿命论的方式，将创伤视作一场厄运并接受它。与此相对，具有现代价值取向的个体或群体则将创伤视作来自外界的“伤害”，而人们并不是不可避免地受其摆布。

表 3　大型综合性元分析得出的风险因素和保护因素汇总

心理、社会和生物因素	在元分析中表现的强度	风险因素或保护因素
创伤前		
社会经济地位（低）	+	风险因素
现代文化价值取向*	+	保护因素
过往创伤	+	风险因素
过往厌恶性童年经历	+	风险因素
基因—环境相互作用*	+	风险因素
围创伤期		
创伤严重程度*	++	风险因素

续表

心理、社会和生物因素	在元分析中表现的强度	风险因素或保护因素
创伤时经历的恐惧	+++	风险因素
生命危险程度	+++	风险因素
创伤后		
后续精神负担经历	+	风险因素
社会支持*	+++	保护因素
关于创伤经历的交流方式*	+++	保护因素
作为创伤受害者的社会认同	++	保护因素
社交退缩	+++	风险因素
个体在媒体现身*	+	风险因素
大脑结构杏仁核过度激活*	未知	风险因素
大脑结构海马体过度激活*	未知	风险因素
大脑皮层前部和中部激活不足*	未知	风险因素
压力激素皮质醇激活不足*	未知	风险因素

标有*的术语将在下文进行更详细的解释说明，“未知”表示目前没有相关说明。表格中的信息引自布鲁因（2003），特里基（2012），莫里斯（2012），帕特尔（2012）等人的不同元分析研究。

在此期间，研究者也对与创伤后果相关的基因—环境相互作用，即针对单一基因片段变体与童年时期高精神负担之间的关联方面进行了深入研究。这一基因变体影响到对脑代谢至关重要的血清素及其在细胞内部的运输。该基因片段能够形成具有两条较长 DNA 链的变体，但仅仅这一变体本身并不是造成创伤后应激障碍高风险的源头，而必须加上沉重的童年作为首要条件，这样风险才会随之增加。在对佛罗里达州数百位受飓风影响者的研究中首次发现了这种复杂的关联，其结果在2009年由科恩和她的同事公开发表。

凭直觉来看，创伤严重程度无疑是造成创伤后应激障碍的最重要因素。但正如表3所示，它虽然是重要的因素，但却不是风险最高的因素。在此我们必须首先定义什么是创伤严重程度，在科学上是借助所谓的“客观损伤标准”来完成的：创伤影响的持续时间、身体伤害程度、环境死亡人数、物质损坏程度等。总的来说，创伤时的主观经历（尤其是生命危险程度和经历的恐惧）被看得比客观数据更重要。然而，相较于主观损伤严重程度，客观损伤严重程度在赔偿或社会法诉讼程序中以不恰当的方式被更多地纳入考虑范围内，虽然它更方便被量化，但这种优先度并不存在科学依据。

如果创伤事件后的社会支持缺失或者水平较低，那么它将成为最强烈的保护或风险因素之一。能够很好融入人际环境的人群有很大概率避免由创伤经历发展出创伤后应激障碍。“社会支持”是心理学中经常使用的专业术语，指融入环境并得到帮助时某些普遍方面的感觉，这一概念对于所有种类的心理问题都能够以同样的方式来把握。表 3 中还列出了反应创伤幸存者境况的其他四个保护或风险因素。例如不是所有患者关于自身创伤经历的交流方式都能同样受到欢迎，有些不利的交流方式会使听众很快扬长而去；这要么是因为患者对自己所遭受的一切感情过于强烈，要么是因为说话方式使说话人或者听众无法放松。许多二战士兵的后代都对自己祖父或同时代人的报告耳熟能详，他们几乎总是用相同的词汇对战争经历进行某些最详尽的解释（“重中之重始终是得到一些能填饱肚子的东西”），然而却从未讲述过能打动人心的故事。心理学家也将这些单调重复的报告和经历称为“屏障记忆”①。

在另一层面上，媒体在场也被视作风险因素。媒体想要进行关于暴力和克服惊惧的报道，一些明显的例子表明了他们如何千方百计地接触受害者，包括将麦克风

---

① 西格蒙德·弗洛伊德将某种特定类型的童年记忆称为“屏障记忆”，这种看似无关紧要的、偶然的记忆反而会掩盖一些令人印象深刻的、情感丰富的记忆，阻止对记忆内容有意识地再复制。屏障记忆可以划分为两种类型：积极的和消极的。前者的特征是强迫性地重复创伤情景，后者的特征则是回避。详见 Freud, Sigmund: Über Kindheits-und Deckerinnerungen. In: *Monatsschrift für Psychiatrie und Neurologie*. 6/1899, S. 1886-1905。——译注

递到仍然处于极端危险的人面前，例如被扣押的人质。往往受害者其实并不排斥在短时间内成为关注焦点。然而调查显示，那些无论如何都很难摆脱这一切经历的人们会在事后认为自己与媒体的接触带来了问题。通常情况下，羞耻、内疚以及愤怒在他们心中同时滋长，恼怒那些媒体只有在他们“处于谷底”时才对他们感兴趣。

人际、社会和文化因素在产生创伤后应激障碍的保护和风险结构中也颇为重要。笔者和心理学家安德莉娅·霍恩因此一起提出了创伤后应激障碍的“社会—人际模型”，并将其与上一节中介绍的各个创伤后应激障碍核心模型放在一起。我们希望通过这种方式确保不仅（内在）心理过程，而且还有更广泛意义上的人际关系过程都能得到在科学发现基础上应有的关注。在治疗方面，例如支持、退缩、交流方式、认同和价值取向等因素都能够发挥更重要的作用，当然这不仅仅运用在个人治疗上。

表 3 的最后列出了四条生物学相关的创伤后因素。其中的前两条涉及杏仁核、海马体以及它们的过度激活现象，已经在“双重记忆模型”那里对此进行了简单的解释。杏仁核（神经生物警报中心）持续潜伏的过度激活状态完全符合双重记忆模型这一核心症状模型的

陈述，并且与患创伤后应激障碍时对威胁的持续恐惧相关。海马体同样被过度激活的事实表明，第二个记忆系统并未被由杏仁核驱动的第一个记忆系统所覆盖，而是在创伤后应激障碍中一样受到特别刺激。形象地说，对这些人来说,记忆的组织与重组（专业术语叫作“凝固”）在马不停蹄地工作。大脑的（过度）活动已经不受外界左右，因此帮助这两个大脑结构重新恢复到正常的活动模式也是治疗目标之一。

创伤后应激障碍患者大脑皮层前部激活不足的现象同样符合刚刚描述的发现，所涉及的大脑区域负责处理认知过程和符合情境的活动，同时也储存当前认为与行动和方位无关的记忆。有趣的是，据说这一大脑区域会使最初储存的情感随着时间的推移与记忆脱离，从而变得中性。我们可以通过日常的例子对此进行解释：对于刚刚发生在自己身上的事,人们必然羞愧得“又热又燥”，想着永远都无法摆脱这种“火辣辣的羞耻感”。通常在几小时或几天以后，人们会察觉到这种感觉渐渐消退，并且能以中立的方式去回忆这一事件。如果创伤受害者无法做到使记忆“去情绪化”（远不仅仅是与羞愧相关的情绪），那么他们创伤后应激障碍会有很高的风险将持续更长时间，并变得更为稳固。

最后，笔者将对作为创伤后应激障碍风险的激素皮质醇及其激活不足的情况做一些阐释。皮质醇是人体最重要的压力激素之一，它产生于肾脏的附属结构，即所谓的肾上腺。除了其他功能外，它迅速为发生应激反应的身体提供新鲜的能量储备，同时减少在非应激状态下为保护身体而发生的免疫反应。大量研究表明，创伤性精神压力首先造成皮质醇在短期内过度分泌。然而，这对于那些已经遭受或有高度风险患有创伤后应激障碍风险的人群来说，会出现皮质醇分泌反应的过度补偿性衰竭。也就是说，不同于健康人群的身体，在患者当前感受到压力时，他们的身体无法再供应足够的皮质醇。除了免疫反应以外，这种缺陷还可能导致更为持久的后果，并对例如睡眠质量、消化系统乃至记忆过程产生影响，因为在调动记忆时需要用到皮质醇。此外，通过下丘脑—垂体—肾上腺轴（压力轴）协调的皮质醇供给同样与抑郁疾病有关。为了能够提供相应的治疗，目前在这方面的研究正在深入进行。

关于其他障碍的形成

正如前文所述，近年来相关学者、专家不仅研究了创伤后应激障碍，还研究了另外两种创伤后遗症，包括复杂性创伤后应激障碍和延长哀伤障碍。如同预期的那样，对于这两种近期才得到首次描述的疾病，我们的认知还较少。

复杂性创伤后应激障碍：区别于“典型”的创伤后应激障碍，这种疾病的形成模式必须解释两种现象：

第一，在长期遭受创伤和严重虐待以后，由情绪调节障碍、关系能力障碍和自我感知障碍构成的主导模式是如何形成的？

第二，为什么是受影响的经历和行为方式占据着痛苦的首位，而不是由重新经受精神负担所引起的“典型”的创伤后应激障碍症状？

我们能够将情绪调节、关系塑造和自我感知这些能力归纳为社会情绪能力。许多专家认为，创伤导致人们在童年和青少年时期完全无法掌握这些能力，或是由于长期经历创伤（战争、逃亡或迫害）使这些能力在青年时期受到损伤。对社会情绪能力的假设最初来源于儿童和青少年心理学。作为全面性学习理念的一部分，社会情绪能力指出青少年不仅要掌握更复杂的思维，还必须领悟感觉能力和“将自己置于一段关系中”的能力。在教育心理学模型中将自我感知、情绪调节、社会感知、人际关系技巧和负责任的决策纳入了社会情绪能力之内。那么，复杂性创伤后应激障碍就意味着在上述能力中彻底“出局”，或至少受到了严重损害。

社会情绪能力缺陷的其中一部分在研究中受到特别关注,也就是情绪调节能力受损。除了恐惧、愤怒、恶心、悲伤、喜悦和惊讶等基本情绪,诸如信任(不信任)、孤独、羞愧、内疚、复仇感以及放松和尊严这些更复杂的情绪也可能被复杂性创伤后应激障碍影响。这里的每种情绪都存在某种自己的动力，在负面情况下通常会逐步升级并导致冲突——或者采取心理治疗师的说法,即“凝固”。创伤后出现的羞愧感就是一个很好的例子：自卑感和故意的越界行为形成了羞愧感，并伴随着自我蔑视，即对自己和自我身体持久的玷污感和陌生感。正如精神创伤学家尤迪特·赫尔曼和冈特·赛德勒等人所描述的那样,羞愧感还主导着其他自我感知，并在复杂性创伤后应激障碍中极为顽强地保持凝固。

这里极为重要的是，必须指出，遵循精神分析传统的学者已经提出了一套看似完全不同的术语用来描述复杂性创伤后应激障碍，其中有两个相关的模型可以进行相互补充：依附理论和“内在小孩”构想。复杂性创伤后应激障碍患者由于心理持续受损，在他与其他人或世界的关系中将出现不安或无序的依附。例如在暴力家庭或在世界上某些危险的地区，如果在遭遇创伤前没能建立起稳固的幼儿关系，情况就更是如此，可能会导致恶劣的性情。如果创伤者在其想象的或感知的世界中表现出对依附关系、整体或和谐的极度渴望,那么可以用“内在小孩”或孩子般的“自我状态”对此进行解释，患复杂性创伤后应激障碍的人因此被困在儿童的发展阶段。在治疗上近似于先通过建立安全感和信任来进入情感上受损的内心。在德语界中，路易丝·雷德曼因关于这方面的创伤治疗和创伤理论著作而尤为有名。

关于能力和情绪调节的构想，以及依附理论或内在小孩的概念，我们可以将它们视作同一枚硬币的两面。前者将复杂性创伤后应激障碍患者视作社会情感方面“无能”的成年人，而后者则将他们比喻为至今都未能长大的“受到伤害的孩子”。表面上的矛盾由此被简化为“尚未”实现的发展状态与“仍旧”保持不变的先前状态。

对于开头提出的第二个问题，即为什么是特定的经历和行为方式，而非“典型”的创伤后应激障碍症状占据着首位。它的答案更为简短。有两个心理过程在此发生作用：自我感知受损和意识分离倾向。自我感知包括了对身体和精神痛苦的感受，它其实也被认为属于刚才所提到的社会情感能力缺陷。“究竟为什么我当下再次感觉很糟糕？”对于这样的问题患者无法给出反思性的答案；脱离创伤的人们则能够回答，例如：“因为我刚刚看到一个孩子被他父亲责罚，这让我想起了我自己的故事。”

在自我感知不完善之外，还存在高度的分离倾向，也就是说，复杂性创伤后应激障碍患者具备改变意识状态的趋势。荷兰心理学家埃勒特·尼延胡伊斯及其同事提出的分离模型（创伤相关的结构性分离）是人们讨论最多的。法国心理学家皮埃尔·让内（1859—1947）和他长时间被遗忘的工作能够为这一主题提供支撑。分离模型认为，对环境的所有感知、冲动和反应构成的整体自身就是一种心理表现，并且可能受到不同程度的损伤。其中最严重的是第二章中“分离和身体反应”一节所提到的分离性身份识别障碍（即以前的多重人格障碍）。程度较轻的整合受损或人格意识分离始于对身体信号的毫不理睬，在创伤领域将其用“分裂”概念来描述（这一概念在这种用法中不属于理论范畴，并且很多专家认为它隐喻性过强）。创伤患者自发地或在回答顺带的问题时完全不再记得发生在他们身上的那些糟糕的事情。

只有在某些情况下，或者被人善意地问道更确切的问题时，他们的记忆才“重新”浮现，并且意识到自己曾受到伤害。尼延胡伊斯将患者这种分裂出许多记忆的状态称为“情感人格”。

除了以上提到的心理机制，社会和生物因素无疑也在复杂性创伤后应激障碍的发展中起重要作用。露丝·拉尼厄斯及其同事基于目前尚且有限的知识状况所著的论文《创伤后应激障碍中的情绪调节：分离亚型临床和神经生物学证据》（*Emotion Modulation in PTSD: Clinical and Neurobiological Evidence for a Dissociative Subtype*，2010）提到的生物因素是创伤后应激障碍情绪调节不足或过度，情绪调制或调节可能相应地被削弱或发生溢出。依此，基于额叶中部的神经抑制过程发生的情绪调节不足导致了典型创伤后应激障碍，其症状以重新体验或产生威胁感为主。相反，同一额叶区域的过度情绪调节和去抑制过程被认为导致了复杂性创伤后应激障碍和其分离倾向。这一假设已经在大脑成像程序的基础上找到了初步证据，但是更全面的证明和进一步的区分仍待完善。

延长哀伤障碍：这种疾病与“典型”创伤后应激障碍具备相似之处，但两者间有重要的区别：

第一，经常侵扰患者的记忆不仅有悲伤消极的，也有美好充满憧憬的。

第二，患者在内心最深处认为深爱之人死亡的真实消息“尚未到来”，内心一次又一次出现不接受丧失的时刻。

至今有两个国际专家组（保罗·博伦的团队和凯瑟琳·希尔的团队）深入研究了为何患者会产生这样的障碍，以下是基于博伦的论述，但他与希尔的表述非常一致。从本质上来说，这又是关乎记忆过程和焦虑性防御战略的问题。在这种情况下，自传性记忆继续发挥作用，仿佛逝者仍存。哀伤障碍患者在行动、思考或感知事物时，经常表现得逝者就像在现场一般。我们可以将其解释为，他们的记忆没有整合死亡的事实，或者说所有其他关于逝者的回忆没有与这一事实关联起来。整个记忆，至少关于逝者生活及其死亡的回忆在这种情况下重新变得过度活跃。其中还包括绝望、哀悼和焦虑等负面情绪，它们根本不允许患者清晰地思考死亡的不可逆转性。即便是非悲伤障碍患者，也会在不同程度上察觉到自身与逝者超越死亡的关系。和过去不同，专业学者如今建议将对与逝者内在关系的维护视作自然而然的过程，其中也包括和逝者之间的内心密谈。然而，未患哀伤疾病的人们每时每刻都保持这样的认知，即一直与自己很亲密的人已经永远从这世上消失了。

依附理论对于复杂性创伤后应激障碍同样重要，它为创伤障碍的发展补充了其他方面的认知，即人们与逝者相连的内在关系模式（心理学家称之为关系图式）。这种关系模式相较于大部分涉及其他与本人有关的内容的模式，更强烈地锚定在自传性记忆中。这一模式进一步构建了人们最常见的感知。当人们感受到有负担时，就会更强烈地遁入这个熟悉的内在关系模式之中，仿若躲进了安全的港湾。这也符合对某些只是有时强烈地展现创伤症状的患者的观察，创伤症状可能出现在他们承受其他压力时，而在其余时间则能应付丧失感。对成年人来说，人际关系中的给予比索取更重要。特别是在生命的最后阶段，人们希望尽可能多地给予弥留之人关爱，去阻挡死亡或帮助其减轻痛苦，这反倒加重了照顾者之后的哀伤障碍，因为为了给予而付出的努力是徒劳的。最后，内在关系模式不仅作用在心理层面，而且从心身层面来看也烙在了身体的过程之中，这也为哀悼者的许多感知（内心的疼痛、明显沉重的负担以及其他）提供了解释。

此外，延长哀伤障碍患者还有回避和对抗倾向。最初是针对接受事实而带来的痛苦，许多患者坚信他们无法承受这个事实，并且将永远受到这一丧失的强烈影响。他们对自己继续活下去将毫无意义这件事的恐惧已经深入骨髓。因面对他人死亡而产生的无意义感基本上是所有患者都会遇到的问题。患哀伤障碍的人们将自己困入无意义的经历之中，无法用其他经历对其进行补偿。在行为层面上，这些恐惧导致一部分患者无法承受任何与逝者相关的图像或回忆，也无法前往墓地或纪念地。

甚至内疚感也可以作为一种回避恐惧的形式，一些患者极其夸张地将逝者的死亡归咎于自己，或者认为自己因为在逝者的生命最后阶段没有对其进行足够照顾而犯有过错。在这些内疚感的背后是一种想象中的后续责任承担。“如果我当时做了别的事情，他可能就不会死，或者情况可能不会那么严重。”目前这种说法在大多数情况下都是没有医学根据的，但是幸存的家属却借此在事后与必然性对抗。“假设我当时做了什么，那么事情就会完全不同。”对责任的承担在此转变为对已发生事件的回避，而这个事件无法再发生改变。内疚表面上看起来比悲伤更好承受，但它却使患者长时间固着于延长哀伤障碍之中。

正如已经提到的那样，有些特定的丧失情况会增加患哀伤疾病的风险，表 4 中总结了这些情况以及其他的因素。

尽管存在与此相反的假设，但尚没有研究表明哀悼者的虔敬之心可以成为对抗哀伤障碍的保护因素。在所有精神障碍中被质疑的神经生物学风险目前还未得到充分调查。表 4 中值得注意的是，在已经被证实的风险因素中只有一个是可改变的，其他因素无法受到影响。与创伤后应激障碍相似，个人的周围环境在哀悼者能否以及如何克服丧失感方面起到重要作用。

表 4　延长哀伤障碍的重要风险

风险因素	风险程度
包括自杀在内的暴力性死亡	+++
亲生孩子死亡	++
突发性意外死亡	++
社会支持较少	+++
女性哀悼者或死者母亲	++
军事冲突致死	++
对死者或哀悼者的社会歧视	++
哀悼者的财务问题	+

该表改自伯克和内梅尔的《复杂悲伤的前瞻性危险因素》（*Prospective Risk Factors for Complicated Grief*，2013）和罗森布拉特的《跨文化悲伤》（*Grief Across Cultures*，2008）。

第四章

争论：社会、政治和文化中的创伤概念

如今不仅有医生和心理学家在研究创伤及其后遗症，还有律师、人类学家、历史学家、政治家、文化和文学研究者以及艺术家对此进行关注。关于创伤的讨论不断扩大，已经形成了数以千计的书籍和期刊文章。除了包括人文科学、自然科学和社会科学研究者在内的理论学者外，还有成千上万在战争和灾难区域为非政府组织工作的救援人员。本章将介绍在这个庞大的公共空间中，随着时间推移而出现的重要问题和争论。

夸张和越界之间的创伤主题

在本书的前几章中这样定义创伤概念：创伤总是在非常具体的心理反应模式（生动的再回忆、回避和持续的威胁感）发生时符合科学含义。决定创伤后遗症的不是外部事件，而是记忆和意识功能是否在短期或长期内受到损害。因此单独使用创伤概念的情况应该非常有限。对于一些人不得不经历的恐怖和惊吓，使用暴力的概念更为合适，它不仅包括人际和自然暴力，也涵盖了灾难的暴力影响。

为了明确 20 世纪 90 年代以来就存在的那些争议的起点，笔者将在此处重复这些定义性的解释。这涉及创伤概念是否可能是多余的，甚至在社会讨论中造成伤害并被滥用的问题。不同学科的代表者以及精神病学、社会保险体系和国际公共卫生系统的内部人士都曾对此提出严重质疑。那些认为创伤概念是充分合理的人们则表示，公众、政治和科学都还未预见创伤后遗症对个体和整个社会的全部后果，而我们这个社会才开始慢慢意识到暴力和创伤后遗症如何影响到个人和人类。

下文将采取中立立场，论点是发达社会的民主和世俗基本价值绝对要求更多地考虑创伤和暴力问题；但另一方面，创伤概念也被夸大，毫无根据地忽略了早期重要的差异化理解和认知，并且用看似简单的解决方法加以掩盖，以至于创伤概念受到歪曲。

首先应该在此解释一下关键立场。一些精神病学专家，特别是司法精神病学专家一再从根本上否认创伤后应激障碍的存在，因为它的构想与一般精神病学中的疾病理论相悖，后者认为疾病不存在任何高度的外部原因。“原因中立”的疾病理论是在西格蒙德·弗洛伊德的经典精神分析理论的对立面上建立的。经典精神分析理论认为童年早期的某些冲突会成为后来障碍的形成原因。在杰拉尔德·罗森及其同事于 2008 年在一本核心期刊上发表的文章《DSM-5 中创伤后应激障碍诊断的问题及其未来》（*Problems with the Posttraumatic Stress Disorder Diagnosis and Its Future in DSM-5*）中，他们针对创伤后应激障碍的存在提出了不同的反对观点：最好在诊断中用抑郁、焦虑障碍或其他精神疾病来取代创伤后应激障碍；“创伤性事件”的定义目前已经被完全夸大了，以至于所有让人感到挫败的事件都被归入创伤概念之下。在当今的门诊实践中，诊断创伤后应激障碍的主要动机是为臆想的暴力经历获取经济补偿。他们借用了美国士兵的例子，其中 45% 的人在最近的战争（阿富汗和伊拉克）之后要求补偿，而这个比例在此前战争的情况中只有 14%，其中大多数都声称自己患有创伤后应激障碍。在论证中他们还谈到其他受害群体的补偿要求和提前退休要求，其中包括交通意外受害者、性暴力受害者和受创伤的难民。在这些情况中，人们往往怀疑受害者通过装病歪曲事实来获取赔偿，甚至一些精神病鉴定人完全拒绝承认受害者赔偿要求，对应的鉴定不得不经过申诉程序的核实以后进行修改。对于这场与精神病学方面的批评者针对创伤后应激障碍的辩论来说，重要的是要对具体案例形成差异化的观点。由个体自发产生的补偿要求完全有可能在专业上被证实是不合理的，比如假设备受争议的职业倦怠被视作一种创伤经历。

其他持批评意见的作家、心理学家、历史学家和记者甚至谈到了“创伤产业”，这是基于“大屠杀产业”这一颇具争议性的概念所提出的，并暗示了科学家和政治家在这一领域的过度活动。所谓的过度活动也涉及全部的研究信息和信息中心、培训机构、继续教育机构、国际专业协会、期刊、诊所和网站。批评者认为，这不再是为了仅仅通过投入适度资源就能帮助的那些遭受痛苦的患者，而是为了大规模的知识生产及其“销售”，还有令人质疑的持续追逐潮流的欲望。历史学家斯文贾·戈尔特曼以二战后回国的德国士兵为例，指出认定大部分德国男性遭受创伤的假设是带有误导性的。此外，如果在士兵们自己都没意识到的情况下，就将这种情形归咎于外界施压，那么将会使历史的误读更加严重。事实上，戈尔特曼由此提出了一个要点：简化的创伤概念将导致毫无根据的断言，无法经受历史证据的批判性反思。笼统的创伤归因激发了这样的印象，即面对暴力经历不可避免地只存在一种可能的反应。从归国士兵的例子中就可以看出，这种印象与事实并不相符，他们的心理应对机制呈现出了很大差异。尤其是其中许多人不仅是受害者，同时也是犯罪者。

另一个针对“创伤产业”过度行为的严肃批评涉及全球范围内对患者造成的现实后果。伊森·沃特斯在他的著作《像我们一样疯狂：美式心理疾病的全球化》(*Crazy Like Us. The Globalization of the American Psyche*)中对此进行了详细描述。沃特斯以2004年的东南亚大海啸为例。海啸造成23万人死亡，其中大部分死者死在印度尼西亚和斯里兰卡。他描述了来自西方国家的创伤专家是如何说服斯里兰卡政府和国际救援组织相信，这场灾难将引出第二次心理灾难的过程。他们成功使得数十亿救援资金投入紧急心理救援项目中。然而，这种做法被认为是非常有问题的，因为它基于这样的假设，即世界各地都应该以同样的方式处理急性创伤后遗症，却没有考虑斯里兰卡当地文化的具体条件，忽略了那里的人们截然不同的传统社会交往。同样重要的是，在灾难后实施系统化急性心理援助的必要性完全未得到证实。乘坐飞机远道而来的创伤专家们将父母和孩子、丈夫和妻子分开，以便单独为他们提供预防治疗，而当时几乎没有对这种外界救援活动的主动需求。不幸的是，证据表明这些救援活动造成了伤害，以至于斯里兰卡议会实施一系列后续举动，以澄清这些活动究竟最初是如何发生的，以及最终是如何搞砸的。建立在西方假设的基础上将患者情绪化，并且强迫他们与陌生人进行亲密交谈，这些对本就因灾难受到伤害的人们来说造成了额外的巨大负担。此处对来自外部的西方创伤构想的死板且突兀的使用再一次表明，创伤专家尤其应该对自己的设想和行为进行自我批判式的反思，而这点在上文所述的事件中几乎没有看到。

最后一个例子并不涉及严格意义上的创伤，而是关系到在第一章中提到的厌恶性童年经历，因其长期影响在过去的十年才被等同于创伤。在媒体报道中反复出现类似“每三个孩子中就有一个遭受虐待”或“每两个欧洲女性中就有一个是身体暴力或性暴力的受害者”这样的表述。媒体中吓人的数据引起了人们的注意，并令此话题在一开始就获得了极大的爆炸效应。倘若这些数据是基于对统计数值的无差别总结，那么它们始终具备一定的不可靠性。如果仔细查看统计结果，通常就会很快明白，这些吓人的数据还包括了程度较轻的暴力行为和忽视行为。以“语言暴力”为例来解释：从哪个界限开始，受害者的自尊心将受到持续伤害？对于成年人性骚扰行为方面也应该进行差异化边界划分：骚扰在何时成为引发恐惧和惊吓的行为？或者对此的反应何时被限制在不适但无害的情绪状态之中？2016年，英国演员斯蒂芬·弗雷在一场采访中激烈地质疑暴力侵害儿童造成的影响，从而引发了一场反对他的运动，指责他发表了不负责任的言论。

但我们也应该为关注暴力和创伤后遗症，并且为患者说话的另一方伸张正义。从历史来看，承认人类面对暴力的脆弱性存在许多阻力。创伤概念涉及的是心理，它指的是心理伤害，因此并不容易看透，或者说无法从表面上感知到它。这种“受害者的不可见性”很容易导致他们自身和他们的命运被忽略或淡化。在历史上，最早是通过各种解放运动和人权运动才使创伤后遗症这种不可见的现象得到社会关注。以色列社会研究者乔斯·布伦纳强调，受创伤影响的人群会面临各种边缘化机制和排斥机制。在许多社会中，社会交际网络将被强奸的女性排斥在外，人们不再相信被宗教神职人员虐待的受害者，并且避免与受创伤的士兵接触。即使在以色列，数十万大屠杀幸存者在1945年后也不可避免地认识到，当时国家内部因即将迎来变革的激动气氛没有为他们公开表达痛苦留下空间。创伤经历保持这种程度上的不可见，甚至连精神病学家和心理治疗师都没有注意到。似乎是因某些作家和专家的积极行动，他们基于道德义愤，积极行动起来为受害者发声，才为患创伤后遗症的人们在社会范围内得到承认铺平了道路。例如在19世纪80年代，神经学家赫尔曼·奥本海姆就做出了这种贡献，他的研究内容是工业领域中发生工伤事故后的“创伤性神经症”，并且致力于为患者争取赔偿。在越南战争期间，一群热心的美国专家首次引入了“创伤后应激障碍”的官方医学诊断，其中包括罗伯特·杰伊·利夫顿、查尔斯·菲格利等人。直至20世纪70年代几乎没有关于强奸和家庭暴力的心理学文献，更不用说有关创伤的心理后果。是妇女权益群体为这一情况画上了句号。数十年后才得到正式承认的创伤后应激障碍和复杂性创伤后应激障碍能够在受创伤的女性群体和儿童群体中得以应用，应该归功于一群女性专家，包括波士顿妇女健康集体、尤迪特·赫尔曼、路易丝·雷德曼等人。正如乔斯·布伦纳在 2004 年的文章《创伤的政治：论受伤个体的历史》(*Politik der Traumatisierung. Zur Geschichte des verletzbaren Individuums*) 中所表示的，有责任心的医生和心理学家自 19 世纪末开始在他们的专业学科内直面普遍的人类尊严、权利和平等，并且由此使得个体自主性和灵魂脆弱性越来越多地得到承认，这能够视作他们的功绩，而且能够成为如今西方国家所谓的民主精神和尊重个人权利的典范。

司法精神病学家和其他判定赔偿款项的医学鉴定者对创伤后遗症诊断提出的怀疑，也可能与这一患者群体的另一项特征相关。不同于身体伤害，这种心理伤害不仅无法从外部观察，而且外在现实中也不存在直接肇事者。患者感觉自己是受害者，并因此在道德要求中将自己视为受害者。其中许多人寻求法律解决手段，包括惩罚肇事者或责任人，同时要求经济补偿，而在其他精神障碍人群中并不存在这种道德方面的姿态。即便人们经常听到患者们说，金钱并不是他们关注的核心，他们希望自己的痛苦得到承认，但是这可能涉及一大笔钱。渴望得到的承认却无法实现将导致患者进一步产生被忽视和被排斥的感受，并阻碍了受害者导向司法（恢复性司法）的实现。创伤问题下的道德价值至今尚未在伦理学家、律师、心理学家和医生之间得到确定且充分的讨论。

持续创伤、集体创伤和历史创伤

当下，“创伤”和“创伤后应激障碍”这两个术语得到了极其广泛的使用，导致在这方面不断出现新的术语。然而对于其中的每一个术语，都应该去探究其是否选择得当，是否充分合理。

2013 年，世界卫生组织工作组在重新制定创伤后应激障碍、复杂性创伤后应激障碍和延长哀伤障碍的诊断时，还另外讨论了持续性创伤障碍的诊断。它涉及的是创伤事件的持续发生，且患者继续受其伤害的可能性。这一诊断的忠实拥护者是这样一些专家，他们所处的地区存在着严重的持续性暴力冲突，主要包括斯里兰卡精神病学家达亚·索马桑达拉姆和南非的一些心理学家。他们首先指出一个事实，即在发生持续武装暴力和军事行动，并给人造成不断威胁的战争和危机地区，患者在心理负担过重的情况下不存在（创伤）**“后”** **“事后”**

的情况，因此严格来说“创伤后应激障碍”这一术语不适用于他们的临床情况。关于持久创伤压力的报告显示，从心理学角度看，有三项措施能够在这种情况下帮助患者：第一，搜寻能够使患者得到休息放松的安全地点；第二，支持患者分辨现实和幻想中危险的能力，这对于一些感到极其不安、觉得自己处于巨大威胁下的人来说很困难；第三，避免倒退防御机制，即如心理学家所说的不要退步到儿童模式中，假装自己无忧无虑或者相信自己像童话或传说中那样无懈可击。

仍受质疑的持续性创伤障碍与创伤后应激障碍还有一个区别，由于心理和身体几乎处于一成不变的或一再反复的警戒状态，许多患者可能出现持续的身体不适，以及慢性头痛、高血压、身体疼痛、胃肠道疾病等症状，还有免疫系统受损导致的各种感染性疾病。

所有专家都承认，处于持续战争和危机地区的人们遭受着巨大的精神和身体负担，但是世界卫生组织委员会在 2013 年并未统一将持续性创伤障碍纳入正式的疾病目录中，对此的解释是已经有其他现存概念可用于描述紧急、战争或危机情况下的精神状态。针对“慢性（极端）压力”，同样有身体和心理领域内的医学心理学研究，其内容与创伤者或创伤后应激障碍患者应该做的并无太大关联。如果援助能真正受允许进入战争和危机区域，那么世界卫生组织和其他慈善性非政府组织可以提供那些准备好的多样化帮助，但可悲的是，这正是这些案例中最大的问题。

“集体创伤”和“历史创伤”这两个术语的出现有着非常相似的初衷。它们都影响着一个完整的世代、一个种族群体或一个特定民族。在文献中被提及的例子有大屠杀中对犹太人的迫害和灭绝，一直到20世纪对北美印第安人的驱逐、剥夺和杀害，还有殖民势力对非洲、中美洲、南美洲和其他地区的战争和系统性的压迫。

如今在媒体和部分专业文献中也将特定的恐怖事件和战争称为集体创伤，包括2001年9月11日发生在美国的恐怖袭击，1994年在卢旺达造成约百万人死亡的种族大屠杀以及叙利亚的持续性战争。自然灾害也适用于这一名称，例如2004年的印度洋海啸，2011年的日本海啸（伴随着福岛核反应堆事故）或是2010年波兰和周边国家的洪灾。当人们选择集体创伤这一概念时，不应该只是为了在主观上使用前沿术语，而是应该关注集体在这一时间内所遭遇的超越个体的痛苦。达亚·索马桑达拉姆列举了以下集体后果，虽然这是他在自己的家乡斯里兰卡观察到的，但它们具备普适性：不信任、怀疑、残酷、道德和价值观下降、被动性、逆反心理、领导力减弱以及肤浅或短期的目标设定，除此之外还存在“有预谋的沉默”（conspiracy of silence）。如果涉及人为的创伤，并且实施者成功控制了公众舆论，那么就会像诺贝尔和平奖获得者埃利·威塞尔所说的：“刽子手实施了两次杀害，第二次是通过沉默。”

从根本上来说，集体创伤后遗症与个体创伤后遗症需要不同的援助方式。尽管对于这一领域有效干预认知还较少，但可以明确的是，我们必须采取所谓的近集体式方法和“自力救助”。为当地相应的“负责人”提供敏感化意识训练，能够帮助到他们；而任何来自外部的、未考虑到各集体文化习俗和价值取向的帮助都应该被禁止——尽管如上一节中提到的那样，这一原则至今不断被违反。仪式实践也有助于对抗集体创伤后遗症，这似乎能够跨越文化去安慰和凝聚受影响者，恰如灾后普世纪念活动所表明的那样（以下两段中将提及其他例子）。

在使用“历史创伤”这一术语时，通常将重点放在集体暴力经历的政治层面上，旨在引起人们对某一集体或民族遭受的严重不公平的关注。加拿大精神病学家和人类学家劳伦斯·基尔迈尔及其同事在2014年注意到，选择使用这一术语总是为了特别指出某一个严重的不公平至今“仍未消弭”。因此犹太人大屠杀很少被称为历史创伤,而是更多地被称作殖民暴行。此外,“历史创伤”的概念还经常为某些民族当今出现的问题、畸形发展和痛苦的根源提供解释。那些活动人士经常将祖先视作屈辱的受害者，并基于自己作为后人的身份提出各种政治纪念性的、道德的和经济的要求。

然而，历史学家曾经多次强烈批评“历史创伤”这一概念，例如在德国就有埃贡·弗莱格［《为什么不存在历史创伤：告别无意义的术语》(*Warum gibt es kein historisches Trauma? Einen Nonsense-Begriff verabschieden*, 2011)］。因为人们几乎不可能做到根据过去来解释今天的不公正，从而忽视其他历史、经济和政治原因。那些想要谈论自己集体的历史创伤，并且由此指明如今依然存在的政治和社会困境的人，始终不得不指责如今依然发挥作用的结构性暴力，例如目前仍存在的歧视、受影响地区矿产资源或其他物质资源外流，以及居民其他有限的生存机会。这样看来，不是过去发生的暴力，而是今天正在发生的暴力导致了集体及其成员的痛苦处境。

对于第二代及第三代创伤幸存者的研究为“历史创伤”概念带来了稍有不同的含义。这种现象被描述为创伤或创伤后遗症的跨代际传递。早在 2003 年马里纳斯·范伊曾多尔带领的一个荷兰–以色列团队就在一项元分析中总结了关于大屠杀幸存者成年子女的 4500 份调查，并提供了极具差异化的结果，反驳了“创伤者的子女依然存在跨代际负担”这样的简化说法。虽然在那些父母曾寻求精神病学或心理学援助的孩子们身上，可以发现某些特定压力，例如更频繁地产生焦虑和抑郁等，但是如果对大屠杀幸存者第二代进行完全普遍的研究，并且不考虑他们较早寻求医疗援助的情况，那么结果是他们相较于非创伤家庭后代心理负担并未增加。由此可以认为，所谓的二次创伤不是由大屠杀后遗症本身造成的，而是源于其他原因。媒体非常乐于报道个例，通常极其小规模的研究结果，甚至谈及了第二代在人类基因激活上发生的变化（所谓的表观遗传变异）。对此仍应该谨慎看待，因为这些发现也可能由大屠杀作用以外的影响因素造成。在德国，“战争孙子”这一流行语表示跨代际后效（即二战及之后被驱逐的后效）可能在如今的中年人（当时受影响者的孩子）身上产生作用。然而，这里要论证的不是直接传递的痛苦状态，而是通过诸如混乱的教育经历，以及父母特有的生活经验或他们怪异的行为方式形成了孩子这一代人的特征。有趣的是，心理研究至今还未投入精力对这些现象进行探究，因此我们仍然无法知道其中哪些是确定可靠的，哪些还不是。

“集体记忆”概念也与在这里提到的概念相吻合，它源于社会哲学，表示群体或集体将特定的经历或经验储存在记忆中，这种现象最初主要是通过转述以及绘图的方式来实现的，储存形式的进一步发展是以文字或艺术作品形式记录并再次收集到图书馆或陈列馆（也包括博物馆）之中。由于其固定在大脑中，并且存在印象深刻的记忆试验，人们能够对个体记忆进行具体想象。与个体记忆相反，集体记忆像许多其他科学概念一样具备抽象性，它首先是社会建构的，在如今尤其当媒体在场时：留在记忆中的是媒体反复报道并一次又一次强化的。在早期,集体记忆的内容仍是直接“被相信的知识”（弗莱格《为什么不存在历史创伤：告别无意义的术语》），因为它必须主要通过口头来传播。但如今无论集体记忆是通过媒体还是确定的知识来传递，这两种传播形式都非常容易被操纵。因此似乎不可避免地要强调个体记忆和集体记忆之间的区别：个体记忆涉及自己的经历，而集体记忆则是由利益驱动的，其中部分为偶然历史知识的混合物。因此这两种记忆形式在结构上不具备相同的真实成分或真相指涉。当谈及证实“由早先不公正造成的伤口”的文化记忆时，被描述的情况就会重复出现。参与的人们想要做些什么来对抗遗忘和排斥，而这却很容易导致夸大和知识不准确的情况。

记忆文化和真相委员会

一个社会应该如何对待自己的创伤性历史，并且应该产生什么样的结果？作为针对这两重问题的回答，自20世纪80年代起提出了“记忆文化”的概念，并且通常使用它的复数形式。记忆文化因而成了一个开明民主的公民社会的基本组成部分。这一概念意味着国际和国家惯例已经发生改变，以便能够使社会直面自身历史中影响深远的事件。在过去涉及对外战争、内战和灾难时，所谓的英雄纪念占据主导地位，而现在纪念活动的范围在伦理上变得更宽阔，并且覆盖的影响群体更广泛，这些人群在记忆机构（纪念碑、博物馆和记忆场所）中处于中心位置。记忆文化的新概念因此不仅包括受害者的痛苦，还涵盖了同时存在的实施者，他们的行为同样应该被适当记住。明确区分、指明受害者和实施者具备重要的伦理意义，能够帮助曾经的受害者获得慰藉，同时也标志着，此种暴行和恐惧的重演是不可接受的。

记忆文化的概念从内容和时间上都与大屠杀及其纪念活动紧密相连。这种关联性是因为历史学家和政治家认识到："这段'激情历史'具备如此惊人的规模，不仅关系到历史学家，还和受害者、实施者和通过其他方式与这段历史关联的人们建立了身份联系。"[阿莱达·阿斯曼《记忆文化的新不适》(*Das neue Unbehagen an der Erinnerungskultur*)，2013年，第106页]。令人震惊的是，这种观点在纳粹统治结束超过40年后，直到20世纪80年代才慢慢得到大部分人认可。在此之前经常使用的概念"克服过去"通常意味着"与过去划清界限"。

对于中欧和东欧，特别是德国来说，极权专政作为记忆文化的一个分支非常重要。文化学家阿莱达·阿斯曼的说法表明，直到如今对政权受害者的回忆在德国仍然更倾向于被视作个别群体的私事，而我们仍在等待让这种纪念进一步在德国记忆文化中被普遍接受的那一天的到来。

这也适用于其他受影响群体、其他国家和其他大陆的记忆文化。从逃离残酷战争区域的大型移民群体，再到已经提及的美国原住民，他们要求为他们所谓的"美国大屠杀"寻求记忆场所和认可。

在此期间，"记忆文化"的概念也频繁受到批判性质疑。阿莱达·阿斯曼在《记忆文化的新不适》中对此进行了详细的阐释，并提出了一个坚定的诉求，即不仅要保留新的伦理记忆文化，还要将其不断发展扩大。阿斯曼对记忆文化的一些批评较多涉及历史学，这一学科的工作通常有意不去考虑道德伦理角度，也拒绝所有形式的干涉和偏向。通过这种疏离的形式使得历史学能够以批判性距离面对时代见证者和他们通常比较主观化和情绪化的描述。其他相似的批评可以引申为指责政治将记忆文化变为空洞的仪式、虚伪的表演和多余的制度化。例如政治家总是在纪念日或节日讲话中纪念过去受害者们遭受的痛苦，但是没有任何进一步的结果，这是不可信的，而且将会适得其反。

第三层指责涉及被假定的与记忆文化关联的影响，即“对受害者的确认”。在此后出生的几代人都不断被要求记住他们来到这世上之前发生的事情。关于对受害者的确认尤其极端的一个案例是自称大屠杀受害者的本杰明·威尔科米尔斯基的假回忆录，而他的真实姓名是布鲁诺·杜丝克尔。杜丝克尔在 20 世纪 90 年代描述了他经过很长时间才回忆起自己创伤性童年经历的过程，当时他的父母被杀害，并且他自己在集中营中度过了童年。经过证实发现杜丝克尔是一个从未离开过瑞士的孤儿，他所谓的自传被揭穿是纯粹幻想的产物。时至今日，在这段故事中穿插着多少刻意的谎言，多少对犹太受害者自我暗示性的确认，依旧不得而知，虽然没有人能否认杜丝克尔对他们的深切同情。

在此只能简单地触及记忆文化的历史学研究，因为本书所依据的心理学研究层面对应的是直接受害者或受影响者的视角。但是文中也已经提到，当创伤受害者（尤其是创伤后应激障碍患者或延长哀伤障碍患者）受到公众重视时，他们也会认为自己有意义并感觉受到了疗愈，这通常是通过重要政治或社会人物出席纪念活动、建设纪念地以及周年纪念活动来实现的。

受害者集体在社会上越不受重视，政治记忆性质的符号和行为就越重要。一个例子是图林根的恐怖组织NSU（国家社会主义地下组织）在全德国境内对拥有移民背景的公民进行连环谋杀，案件的侦查拖延了长达十年之久，这对被害人家属来说已经成为一场噩梦，因为一方面调查当局行动执行得不够连贯，另一方面也给受害者留下了种族主义怀疑空间，认为自己是“咎由自取”。事实上，这起案件是由不同移民群体间的宗族纠纷导致的。在确定了真正犯罪者以后，前联邦总统约阿希姆·高克举办了一场纪念活动，在致被害人家属们的讲话中提到:“你们所有人都经历了整个生活从一天变成完全不同的另一天的过程，你们本来需要安慰和支持，但却遭受了怀疑、羞辱和抛弃。”

政治家为错误和疏漏承担责任，并且表现出感同身受的同情甚至是懊悔，这是实践记忆文化的一种形式，能够减轻许多受影响者的痛苦。另一个例子是 2013 年时瑞士联邦委员会向曾经的签约孩童[①]公开致歉并给予道德和经济补偿。签约孩童在童年时期大多被安置在农民家庭，他们的劳动力受到剥削，其中大部分人也曾遭到虐待和凌辱。

然而，通过关于记忆文化和记忆政治的讨论也能够引起人们必要的注意，一些象征意义的行为会引起受害者的不满。例如教宗本笃十六世在 2008 年世界青年节为各国天主教神父在几十年间对儿童实施的性虐待致歉，这一行为被视作口头表态，并不完全可信。受害者以及他们的支持者都认为（曾经的）肇事者在原则上还继续受到保护，而且天主教教会机构并未实现充分的重

① 自 19 世纪初至 20 世纪 60 年代，瑞士存在大量签约孩童现象，大量孤儿或离婚家庭的孩子通常或被父母送走或被政府当局夺走，被公开出售给感兴趣的对象，这些孩子往往被安排至农场工作，且无法得到报酬或零花钱。在此过程中，他们经常遭受侮辱和强奸，有些孩子甚至因此失去生命。——译注

新定位。直到如今还不能说天主教会对遭受虐待的受害者形成了记忆文化。根据阿莱达·阿斯曼的说法，进行这种评价的目的在于，在此过程中将显现出“道德责任的结构并让受害者和肇事者成功地重新融入社会”（《记忆文化的新不适》，第 202 页）。

在此背景下，一些国家的“真相与和解委员会”成为讨论的焦点，其中最著名的是大主教德斯蒙德·图图和亚历克斯·博雷在种族隔离制度结束后为处理曾经犯下的暴行而设立的南非委员会。迄今在世界范围内有超过 30 个真相委员会在正常运作，它们的规则和程序需要不断地重新定义。这种委员会最重要的目标是通过受害者与肇事者之间的对话（最好是在社会变革期间进行）来缓解创伤性的过往带来的重大冲击。在受到影响的国家内部，法律系统往往仍然被曾经的肇事者占据并被腐蚀着，因此不受信任。人们期望肇事者能够进行公开忏悔，作为回报将许诺他们免于惩处。受害者则有一个平台能够诉说自己的痛苦，直视曾经的肇事者并质问他们。这是非常重要的心理行为和象征行为，且有助于形成社会性新起点。

目前关于真相与和解委员会对于受害者的影响有几项差异化研究，如果多波·马蒂吉兹拉的《种族隔离的遗产：创伤、记忆、和解》（*Das Erbe der Apartheid: Trauma, Erinnerung, Versöhnung*，2006）、B. 汉伯等人的《"实话实说"：从幸存者的角度理解真相与和解委员会》（*"Telling It Like It Is...": Understanding the Truth and Reconciliation Commission from the Perspective of Survivors*，2000）和 D. J. 施泰因等人的《真相与和解委员会对南非心理困扰和宽恕的影响》（*The Impact of the Truth and Reconciliation Commission on Psychological Distress and Forgiveness in South Africa*，2008）。除了（在特定历史环境中）对这种执行方式的基本认可以外，还必须不断从受害者的视角指出几点批评。其核心的要求是在对双方的关注之间寻找平衡，一方是受害者或死者家属，另一方则是肇事者。由于人们对肇事者详细的询问以及他们试图保护自己的辩护，使他们往往成为关注的焦点，以至于陈述时间较短的受害者感到自己因此受到了粗暴的二次忽视。除此以外，肇事者在委员会面前承认自己以往的罪行，通常会自动免于惩罚。这一最终的结果是很多受害者和亲属无法接受的，他们的悲痛将因此变得更强烈，正义感也将遭到严重伤害。所以真相与和解委员会无法在重要的历史过渡时期治愈前一时期造成的创伤，它至多成为道路上迈出的一步，以期让受害者和他们的经历迎来在集体记忆中正当地获得应有地位的那天。

然而若积极地看待这一问题，在关注较近或较远的过去时，受害者观点并未消失，肇事者或“胜利者”也必须面对它，这是史无前例的（《记忆文化的新不适》，第 208 页）。

艺术对创伤和暴力的特殊亲和性

艺术发挥出色，就能够振奋人心。在艺术作品中能够为生活的现象及生活中的危害找到出乎意料的切入点。艺术家经常能成功地应用印象深刻的方式，传达暴力和创伤给人们带来的影响，这种情形也早就被以各种方式处理创伤主题的文学、艺术和文化研究所把握，且时常引起艺术表达形式的拓展并提供新面相。这就表明，艺术创作中存在着与创伤主题相关联的形象特征，而且超越了艺术创作的单一领域（绘画、文学、装置艺术等）。笔者在这里也选择了一种跨越不同艺术流派的表达方式，以便借助一些例子来展示艺术加工的形式。其中可能只有一部分艺术家遭受过创伤并且患有创伤后应激障碍，其他艺术家则是根据对时代和事件的感觉以及尝试新表达方式的需求而抓住了这个主题。

艺术如何处理创伤后遗症这一主题？从心理学家的角度出发，就开头所描述的创伤后症状而言，有四条涉及创伤的塑造原则非常突出：（1）强迫性重复；（2）失语和沉默；（3）碎片化、混乱；（4）“伤口文化”。以下将对每条原则给出一些例子。最后将针对艺术中关于创伤吸引力的“另一面”进行评论，即艺术与暴力及英雄赞颂之间的亲和性。在此能够肯定的是，所选择的例子中的一部分也能够以截然不同的方式解读。由于当代的、后现代艺术通常以当今生活感受的普遍脆弱性为描述对象，因此这里的叙述不可避免地会出现重合。

强迫性重复：如果一些艺术家一再刻画某一明显涉及创伤事件的主题，那么完全能够称其为创伤后强迫性重复。这种强迫性重复与以往的灾难有关联，并且表达出受影响者仍然被难以想象的东西束缚着，或者用心理学术语来说，创伤记忆仍占据主导地位。

巴洛克艺术家阿尔泰米希娅·真蒂莱斯基（1593—1653）身居当时意大利最重要的画家之列，她现存的作品中有五幅绘画都塑造了“尤滴割下霍洛芬尼斯的头”的场景，这些嗜血的画作描绘了尤滴单独或与女仆一起砍下暴力的军阀霍洛芬尼斯的头颅，与此同时鲜血仍在冲击力的作用下从完全被割断的脖子里喷涌而出。真蒂莱斯基在 18 岁时遭到强奸，并且被迫在此后一场实际上为施暴者而设的法庭中以不体面的方式证明自己不是妓女。女性主义艺术史学家一再指出，应该在真蒂莱斯基的创伤背景下看待其对暴力实施者霍洛芬尼斯的血腥斩首场景的创作。她在许多其他绘画中仍然忠于女性主题，并且以不同寻常的方式表现了她们在决心、勇气、活力，以及恐惧、无力和痛苦两方面之间的心理冲突。

佐兰·穆西奇（1909—2005）是达豪集中营的幸存者，也是造型艺术家。从纳粹时期结束直至生命的尽头，穆西奇的绘画和版画总是围绕着同一个母题：在空旷背景衬托下孤零零的山峰，只有细看才发现它们是尸山，其中只简略地勾画了个别几个人。有时尸山只由少数尸体堆积而成，有时则似乎有数百具尸体。

德国行为艺术家约瑟夫·博伊于斯（1921—1986）作为空军的一员参与过二战。众所周知，他因飞机在克里米亚半岛上空被击落而受重伤，随后被俘虏。他本人在采访中表示，当地人用油脂给他涂抹身体并且用毛毡把他包裹起来，这才使他免于被冻死。正是油脂和毛毡这两种材料此后成为他艺术创作中富有影响力的元素。博伊于斯在艺术作品中多次以不同方式使用这些材料，今天我们仍旧能在世界最著名的艺术博物馆中看到这些作品。他将自己的战争记忆，可能还有克里米亚半岛上空发生的坠机事件，发展为毫不顾及真相的（艺术性）传奇。但是毫无疑问的是，战争事件以及同伴的去世给他的精神带来了沉重打击。在 1974 年，博伊于斯为他的一个类似停尸房空间的装置作品取名为《展示你的伤口》（*Zeige deine Wunde*），并由此推动了将在此介绍的当代艺术中的伤口文化。

阿诺尔德·茨威格（1887—1968）在生前就已经拥有众多读者，同时也是西格蒙德·弗洛伊德的笔友。对于他来说，一战期间的经历成为在他一生所有作品中占据主导地位的主题。他将自己的五部反战小说一起归入“白种人大战”（Der große Krieg der weißen Männer）的题目之下，每部小说都反复呈现战争带来的恐怖和动乱。在反战阵营中，英国的维尔弗里德·欧文和西格弗里德·沙逊等“反战诗人”，因对士兵遭受的精神伤害做敏感多样的描述而闻名于世。

后现代装置艺术为创伤主题开启了更多表达的可能性。美国表演艺术家保罗·麦卡锡（1945—）在很长一段时间内将家庭暴力和孩童创伤作为其装置的主题：例如在录像《家庭暴力》（*Familientyrannei*）中，在装置作品《海蒂》（*Heidi*，作者对阿尔卑斯山女孩海蒂的故事重新做了阴郁的诠释）和《肉糕 5 号》（*Meat Cake #5*）中都有体现。所有这些展演都能从多种层面进行观看和解读，我们也绝不能将其简化为自传式的创伤经历。但是正如艺术家本人所期望的那样，这些作品总能引发童年受创伤者心理世界的共鸣，带来对所谓幸福家庭中禁忌的质疑。

失语和沉默：这是很多创伤后应激障碍患者基本上都会经历的，他们无法谈论发生在自己身上的事情，即便是很久以后，患者依旧对此无能为力。从心理学角度看，这种困难来源于两方面：记忆问题和交流问题。一方面，患者感到自己负担过重，因此很难提取记忆，将其用词汇表达出来，并形成连贯的叙述。另一方面，他们不愿勉强周围人接受这些记忆，或者基于以往交流中自己的经历被平淡化或被忽视的情况，他们更愿意保持沉默。如上所述，患者经常对周围的人和世界抱有怀疑态度。

对于这方面的影响，文学研究者玛丽萨·西古安在著作《写在语言的边缘》（*Schreiben an den Grenzen der Sprache*）中研究了多位作家，其中包括大屠杀幸存者让·埃默里、凯尔泰斯·伊姆雷、豪尔赫·桑普伦，以及瓦尔拉姆·沙拉莫夫、赫塔·穆勒。豪尔赫·桑普伦本人在与另一位大屠杀幸存者埃利·威塞尔的对话中描述了他的心理困境。

> 威塞尔：……没有人会知道你我经历了什么。我们尝试，我们竭尽全力。但是我不相信能做到这一点。
>
> 桑普伦：人们不可能谈论一切，不可能把一切都变得能想象，能理解。这是绝不可能的。
>
> 威塞尔：沉默是被禁止的，谈论又是不可能的。

作家们不信任传统的文学表达方式，因为它过于趋向审美化而易于形变。他们不愿给读者留下这样的印象，认为他们已经找到了与描写对象的距离，因为这（对他们来说）是不可能的。

文学研究者西古安将这种现象称为“创作困境”，受此影响的作家都指出了可言说之物的边界，并使用了省略的方式，即便如此，创伤依旧能够穿透省略的方式而散发光亮。在他们认为日常用语有所偏移时，就使用隐喻或简略缩写。在《折磨》（*Die Tortur*）一文中，让·埃默里不断用隐喻包围描述的对象，而不是将它作为被描述者而固定下来，不可言说性由此同时得到了反映并被窥见。2002 年诺贝尔文学奖获得者凯尔泰斯·伊姆雷为了在小说和自传性作品中寻找自己的过去，安排了夸大个人命运的幻想意象。这对他来说是铭记自身痛苦的记忆手段，同时也能帮助他对于可怖恶行的影响产生新的认知。与此相反，2009 年诺贝尔文学奖获得者赫塔·穆勒经常在小说和散文中直言“对语言的不信任”，她认为语言因与“权力”过于靠近而负有罪责。此外，她也不信任“话语的记忆”而偏爱“身体的记忆”。在她看来，身体的痕迹和附着其上的图像是更好的见证，因此她的小说充满了意象和隐喻，使得叙述具备预期的复杂性。

20 世纪的女作家们在小说中描述他人导致的创伤时，都将重心集中在两难困境上：一方面想要通过自己去重构在所经历的暴行中究竟发生了什么，以及它是如何发生的，另一方面又想要压抑这些经历。针对美国对于非裔美国人的私刑恐怖事件，1993 年诺贝尔文学奖获得者托妮·莫里森从受影响者的角度出发描述了他们掩盖和遗忘创伤的愿望及权利。在小说《宠儿》（*Menschenkind*）的结尾，她这样写道：

这不是一个可以转述的故事。

所以它也被他们遗忘了，就如同糟糕的睡眠途中一个不愉快的梦。然而当他们醒来时，偶然能够听到裙子发出的簌簌声，睡着时手背轻拂过的脸庞似乎是那仍沉睡之人的。有时好友或亲人的照片在过长时间的注视下发生了些许变化，比那亲爱的脸更熟悉之物滑入了它的位置。如果他们想的话，可以将手指放在上面，但他们并没有。因为他们知道，如果这样做的话，一切都不再和以往相同。

这不是一个可以转述的故事。

碎片化和混乱：所有创伤后遗症都会出现碎片化记忆以及之前的确定性被打乱的特征，这从实际上导致创伤后应激障碍患者产生记忆空缺，他们将自己的经历与通过其他来源重构的混合经历拼凑在一起。通常，任何形式的记忆对他们来说都像噩梦一般，因为创伤经历会一再出现。因此他们总是试图面对“来自过去的古怪鬼魂”。

不同时代的画家，例如耶罗尼米斯·博斯（1450—1516）、弗朗西斯科·德·戈雅（1746—1828）、约翰·海因里希·菲斯利（1741—1825）和萨尔瓦多·达利（1904—1989）等，都描绘过这种混乱的场景和怪异的鬼魂，其中的许多作品都像创伤者的闪回一般。耶罗尼米斯·博斯以充斥着恶魔的“颠倒世界”而闻名。弗朗西斯科·德·戈雅除了现实性因素较多的创伤版画《战争的灾难》（*Schrecken des Krieges*）外，还经常绘制梦魇般的画作，如被绑缚在麻袋中的人们成群坐在纤细的树枝上，此外还有最著名的《理性的沉睡让怪物诞生》（*Der Schlaf der Vernunft gebiert Ungeheuer*）。戈雅所有的作品都聚焦于被战胜的迷茫的体验。

150 年后，萨尔瓦多·达利在其超现实主义阶段用迫害、折磨和死亡的符号，例如血流、撕裂的尸体和死者的头骨填满了他的画面。还有其他超现实主义者也同样描绘了暴力行为，其中包括作家安德烈·布勒东和阿尔弗雷德·雅里，他们自己也指出第一次世界大战的恐怖对超现实主义运动诞生的促进作用和极大影响。由萨尔瓦多·达利和路易斯·布努埃尔共同拍摄的著名超现实主义电影《一条叫安达鲁的狗》（*Ein andalusischer Hund*）由大量短小的片段组成，大都是纯粹的恐怖场景，例如一只被切断的眼睛、两起致命事故、性暴力，所有片段的背景都是迷惘混乱的。

越是深入20世纪下半叶的艺术案例中，将碎片化和迷惑作为创伤相关设计原则的大胆冒险就越变得值得怀疑，因为刚刚起步的后现代主义也出于其他普遍的文化批评动机使用这两者。尽管如此，我们应该在这里简单提及两件关于20世纪创伤的“形象性”作品，可以将它们视作由不同设计母题结合形成的集合体。

关于大屠杀影响力最大的诗歌之一是保罗·策兰（1920—1970）的《死亡赋格》（*Todesfuge*），诗歌文本被解读为受害者与加害者不同声音之间的相互作用，句子与其产生的图像交错滑动，如同一个充满威胁意味的拼图。人们仿佛听到受害者在陈述：“我们在空中挖掘坟墓，那里躺起来并不狭窄。”这使人联想到集中营里的毒气，以及加害者和集中营工作人员看似无迹可寻的日常生活：“一个男人住在屋子里玩着蛇。”所有的陈述都是碎片化的，由此增加了诗歌的激烈程度，并明确反映了大屠杀所引起恐怖的不可理解性。

前美国士兵库尔特·冯内古特（1922—2007）的作品《第五号屠宰场》（*Schlachthaus 5*）是二战后最重要的反战小说之一。一位迷失方向又生着病的美国战俘被关押在废弃的德累斯顿第五号屠宰场，他目睹了对德累斯顿的大规模轰炸，除了本就尸横遍野的场景之外，还有更多人因此死去。冯内古特在这部作品的开头预告说，这部小说将会是“简短、杂乱和尖锐的”，因为“针对一场血腥的屠杀，没有任何理智可言”。对于主人公而言，时间已经完全乱了套，他试着去观看不同生命阶段的记忆碎片以及自己的死亡。一切都被到来的外星人完全扰乱了。他听到了程式化并且被多次反复说出口的话语，例如“事情本来就是这样”，还有有些混乱的原则，即人们无法“改变过去、现在和将来”的事物。冯内古特的这部作品是描写创伤相关的碎片化和混乱的经典之作。

“展示你的伤口”：在几百年以来的艺术中，带有明显伤口的身体一直是基督和个别圣人的专属。与此对立的是，雕塑家凯绥·珂勒惠支（1867—1945）在《圣殇》（*Pietà*）或《抱着死去孩子的母亲》（*Mutter mit totem Sohn*）中呈现的不是玛利亚怀抱着儿子基督的尸体，而是艺术家本人抱着她在一战中死去的士兵儿子。珂勒惠支不断通过艺术作品加工处理自己对儿子的哀悼，并且也将其用文字记录下来，她在1920年1月5日的日记中写道：“我感到，我不能允许自己逃避作为辩护者的任务。我应该说出人们的痛苦，这种痛苦永无止境，现在已经如山一样高大。”今天这件作品在柏林市中心的纪念地作为私人的、同时也是公共的艺术见证，每天有数千人前来观看，他们都无法拒绝其中流露出的悲伤的吸引力。

关于在上文中已经提到的行为艺术家约瑟夫·博伊于斯，他的装置艺术“展示你的伤口”在20世纪70年代仍被视作一种亵渎。塞尔维亚的艺术家玛丽娜·阿布拉莫维奇以存在主义式的表演著称，她对身体和精神能忍受的极限很感兴趣。在一场表演中她和合作者一起不断用额头撞墙，直至头破血流。她在很多艺术安排中都有意囚禁自己或使自己挨饿。在1997年的威尼斯双年展中，阿布拉莫维奇的表演涉及了当时正在进行的南斯拉夫战争，她不断吟唱着家乡的葬礼曲。在很长一段时间内，对包括暴力和哀悼在内的边界经验展示成为她的艺术特点。在采访中她总是提及自己经历的暴力交往以及童年和青少年时期遭受的家庭身体虐待。

当出现想要跨越突破日常和正常边界的意图时，不同时代和流派的艺术家们都出于不同的原因受到暴力和创伤吸引。因此在极端情况下，这不仅是对恐怖美感的着迷，也往往是对暴力的美化。最后还应该提到一位作家——恩斯特·容格（1895—1998），他是一名军官和作家，因《钢铁风暴》（*In Stahlgewittern*）一书而出名，在此之后他又创作了几本类似的反战作品。从这些作品中能够看出暴力的魅力以及相关联的“武士”形态的男性气质，再结合作品中几乎后现代式的语言塑造，容格的小说由此产生了巨大但两极化的影响。

为了生存而进行的磨炼和斗争，以及对于“在美中死去”的艺术性升华，这都是绝大部分创伤受害者无法辨别出的描绘。那些能够成功表达出伤害和治愈愿望的艺术作品更可能对他们产生影响。个人的艺术活动也能以这种方式帮助心理疗法取得成效，笔者将在下文中介绍这些疗法的形式和可能情况。

第五章

有效创伤疗法的形式和可能情况

哪些治疗手段能够用于所述的痛苦状况？其中哪些经过证实是有效的？由于人们对创伤主题的高度关注，目前出现了大量的治疗建议，媒体也在新闻中报道了最新进展。以下对于个人治疗形式的介绍主要基于大型专业协会和医学信息系统的评估，此外还将介绍通常因个人门诊疗法的掩盖而被人忽略的集体疗法和社会疗法。

早期干预

在第二章第一节中，已经描述了创伤事件后即时产生的变化多端的不稳定精神状态，这将至少持续几天，也可能长达四周。尤其是受到强烈影响的患者，他的意识减退的不同阶段会交替出现，例如内心麻木的感觉、洪水泛滥的状态，或是强烈的欲望压抑。

在很长时间内人们都没有弄清楚，作为（心理学）紧急救援人员应该如何最好地应对早期阶段。首先在20世纪90年代宣传了一个由美国消防组织建立的紧急援助项目，它尽可能将所有受创伤影响的人以小组形式聚集起来，在大约两小时的时间内讨论所发生的事情（“心理汇报”）。这场交谈应该分为多轮：客观陈述个人状态；客观解释发生的事件，这是未亲历部分的补充；倾诉自己目前表现出来的感受。一些旁观小组的敏感观察者很快就怀疑，这种汇报活动对有些患者的精神状态几乎没有带来任何改善。不久后，一项系统化研究将项目的参与者与从未参加此类愈后项目的人群进行对比，结果表明，参与汇报后患创伤后应激障碍的风险比不参加的高30%，因此小组讨论使一些患者变得更加敏感，干扰了他们的自然痊愈趋势。

在此之后，斯蒂芬·霍布福尔领导的专家组于2007年就创伤过后最初的数小时和数天时间内，专业心理紧急救援人员可采用的五条简单原则达成了一致：

1. 传递安全感。

2. 使对方平静下来。

3. 鼓励体验自我效能（即个人主动性）。

4. 带给受创伤者与他人联系的感觉。

5. 传达希望。

若很早就提出进行心理谈话，甚至是治疗，是很难被接受的，例如在2001年9月11日恐怖袭击后的纽约就是如此。在自然灾害、重大损失或个人创伤后提供的这类谈话治疗的模式往往是相同的，医学专业术语称之为“普遍预防”，因为它的目的是接触所有受影响者以阻碍此后疾病的发生。

根据现有的知识情况，需要在经历创伤后最初的几天、几周和几个月内进行“指示预防”，即特别为一些患者提供帮助，他们或是遭受严重痛苦，或是从外表上就能看出仍处于震惊中，并且目前无法关注自己及其周围环境。最好的方式是通过直接询问来确定这些情况是否真实。这类人群占到创伤幸存者的五分之一，对他们实行所谓的早期干预是有可能的，而且这已经被证明能够有成效且不会产生副作用，即不会使患者更长时间地沉浸在创伤中。

在创伤后三周或更长时间可以开始进行五或六个疗程，其中会用到针对创伤后应激障碍的治疗技术，在下一节关于创伤后应激障碍疗法的部分中将对这些技术做更详细的解释。相关疗法通常情况下会借助对话传达关于目前心理负担状态的知识（“心理教育”）以及能够舒缓自我的呼吸技巧。疗程内容还包括教授患者与个人环境关系慢慢恢复正常的方法。

尽管这些在早期实施的心理疗法经验证是成功的，但是早期康复期仍是许多药物研究和心理基础研究活动的“施工现场”。不过在原则上必须强调，大型专业协会和医学信息中心经充分论证后给出的治疗建议并不推荐使用药物和实验性干预措施。另外门诊实践一再表明，刚刚经历创伤的人们拒绝服药，他们担心药物让他们置身于持续模糊的精神状态，而实际上他们更愿意最终摆脱这种状态。

虽然如此，有时也会在药方中开出苯二氮䓬类药物（镇静剂）让患者服用，通常是为了改善睡眠，不过这并不可取，原因有二：一方面，有一些小型研究表明这种药物产生的积极效果并不优于服用安慰剂药片的作用；另一方面，苯二氮䓬类药物的成瘾性太大，将导致记忆、情绪和运动器官功能障碍，只有通过艰苦的戒断治疗才能使其消失。

普萘洛尔原本是用于治疗高血压的药物，它作为所

谓的 β 受体阻滞剂，可抑制肾上腺素和去甲肾上腺素这两种应激激素，现在已经发展为研究较多的早期干预药物。对于普萘洛尔的研究相当具有针对性，人们从动物研究中得知，在受到惊吓后将在大脑中释放大量的去甲肾上腺素，普萘洛尔则是去甲肾上腺素的对手（拮抗药）。在一些小型研究中，患者在创伤发生后的几个小时内服用普萘洛尔，这些研究都假设相较于未服用药物的人群，这些患者的记忆将不再（或较少地）加固创伤图像和对创伤的印象。这些研究得到的结果是割裂的，其中大约一半的研究发现服用普萘洛尔的人群相较于不服用的人群，关于创伤的“记忆图像”更微弱，并且创伤后应激障碍症状更少。另一半研究则未能呈现这样的效果。药物的作用方式可能取决于创伤事件的性质，例如受影响者是否对事件进展负有部分共同责任，这绝对是经常发生的情况。此外，普萘洛尔的“记忆衰退效应”——同时还有一些新的药理物质——引发了伦理学问题：创伤后的记忆减弱直至记忆空白到底是一种值得追求的目标状态吗？受影响群体中的一些代表，例如执行战斗任务的士兵按照计划要服用这些药物，他们拒绝这种后续的“记忆衰退”，因为这将使他们变成没有人类感情冲动的自动机器。毫无疑问这是非常严重的异议。戴维·莫里斯是记者和曾受过创伤的士兵，他在作品《罪恶时刻》（*The Evil Hours*）中对此进行了令人印象深刻的描述。由药物导致的记忆衰退是不是值得追求的？如果记忆衰退真有效的话，那么这个疑问也适用于其他的创伤类型，在这些创伤中受影响者虽然遭受着巨大的痛苦，但是不愿意接受人为制造的记忆空缺。

这里要简单提及的还有实验心理学对俄罗斯方块这类计算机游戏所做的研究。这些研究大有希望。它们对注意力有极高的要求，同时需要患者在创伤事件后玩足够长的时间，来削弱创伤性的感官印象。由于创伤情形的严重性很强烈，这些计算机游戏还无法被运用到心理紧急救援中，这使得在开头所述的原则和心理早期干预手段仍然是久经考验的方法。

创伤后应激障碍和
复杂性创伤后应激障碍的心理疗法

在过去的 30 年中，针对创伤后应激障碍中核心的记忆和意识问题，以及复杂性创伤后应激障碍中出现的人际问题和其他问题，已经发展出了许多疗法。在此之前存在的那些心理疗法无法为这两种疾病的患者提供帮助。例如谈话疗法或精神分析都无法终结创伤后记忆的“泛滥”，也无法帮助复杂性创伤后应激障碍患者减少对他人的深刻不信任。

聚焦创伤的疗法：来自完全不同的“治疗学派”或治疗方向的治疗师，其中包括如深层心理学（国际上将其称为“心理动力学”）、行为疗法或催眠疗法方向，他们在 20 世纪 80 年代至 21 世纪的“开创阶段”开发了改良治疗技术，旨在以特定的方式帮助那些通常被称为创伤患者的人们。为了将这些改良治疗技术与其他各学派的方法区分开来，产生了“聚焦创伤的疗法”这一术语。如今，所有的疗效审查和治疗建议都得到了一致的结果，认为应该向创伤后遗症患者提供这种“聚焦创伤的疗法”,而非那些针对其他心理疾病的精神疗法。由此，创伤疗法成为一种公认的专门疗法，与专门的疼痛、成瘾和精神病心理疗法具备同等的特殊地位。

疗法的发展：医生马尔迪 · J. 霍罗威茨是描述创伤后应激障碍的第一人，在他的心理治疗室中形成了治疗创伤后应激障碍患者的催眠疗法和心理动力学疗法。

催眠疗法通常在引导患者进入轻度催眠状态后，要求他设想自己回到创伤事件发生的时间，接着将运用催眠镇静技术，帮助患者感受到即使在催眠状态外回忆创伤也不再会如此让人喘不过气和恐惧。

心理动力学疗法在开始时会检查患者目前所处的阶段，他是否感到自己被淹没？是否不安地去压抑关于创伤事件的记忆？然后将根据所处阶段来谨慎地针对以下两个目标之一进行治疗：能够稍微抵抗淹没感，或者干脆容忍它，让患者接纳那些记忆。目标的指导方针是，通过与治疗师的谈话获得能承受住回忆的能力，之后将尽可能详细地谈论所经历的一切。治疗师霍罗威茨将这一阶段称为“持续钻研”阶段。催眠疗法和心理动力学疗法都展现出同样好的效果，这也成为疗法研究中的第一个里程碑。

大约在同一时间，不同地方的**行为疗法**代表人物也开始在创伤患者身上使用他们当时最常用的治疗技术，即“脱敏”和“满灌”（情绪冲击）两种疗法。与这两种疗法的原始技术相比，有修改的地方是，患者不再像原先描述的那样，在创伤地点直接面对引起恐惧的情景，而是去想象这一情形。脱敏疗法和满灌疗法的内容都涉及对恐惧对象的接触，并且要学习去忍受它。在脱敏疗法中将屡次用放松练习打断过程，逐步达成这一目标。与此相对的是，患者在满灌疗法中将通过详细谈话来做好准备，去直接面对恐惧刺激。虽然当时并未对两种方法进行直接的疗效比较，但在治疗师们的印象中，满灌技术能带来更多帮助。

在行为疗法内部，作为新方法的**认知疗法**在 20 世纪 80 年代左右取得了特殊进展，特别是在治疗抑郁方面。美国和英国很快建立了治疗中心，根据创伤患者的需求调整它们的治疗形式以及核心的认知重组技术（下文将对这一程序进行更详细的描绘）。“眼动心身重建法”是由所有上述疗法中的部分元素组建形成的组合心理疗法。这种技疗法的突出特征是，治疗师让患者将注意力分散在对创伤的思考和完全独立的手部动作或声音之上，这种组合心理疗法也呈现了良好的疗效。自 21 世纪起，心理治疗师们开始加强对**复杂性创伤后应激障碍疗法**的研究开发，它通常包括一系列治疗措施，首先是强化身份认同的基本能力，其次才是聚焦创伤的各项技术。

除了这些已经被证实有效的疗法之外，还有大量用于治疗创伤的其他疗法。其中有的疗法看似以身体为重，事实上是身心疗法，它不再将创伤作为首要的治疗重点，而是关注创伤后出现的身体变化，并且使用针灸及其分支、指压按摩、瑜伽和其他疗法。然而，它们都还缺乏科学研究，当下把它们作为极其普遍的治疗方案仍然需要证据。

在创伤疗法中包括哪些治疗技术？表 5 中列出了如今针对创伤有效治疗形式的常见名称，以及不同疗法的组成部分。下文将对这些组成部分进行解释。

列表显示，有些治疗元素被用于多种疗法形式中，起决定性作用的更多是治疗元素的不同组合，而不是其中一种疗法形式的基本程序。

表 5　对于创伤后遗症疗法形式和治疗技术的概述

疗法形式	治疗元素	专业研究者
长期暴露	心理教育 创伤的重新体验和复述 呼吸技术 认知重组	埃德娜·福阿等 （2014）
叙事暴露	创伤的复述 传记式叙述 疏远技术 时代见证	玛吉·肖尔等人 （2011）
认知处理疗法	书面创伤报告 主题加工：安全感、自尊等 认知重组	朱莉娅·柯尼希、帕特里夏·雷西克等人 （2012）
复杂性创伤后应激障碍疗法	心理教育 认知重组 可能包括创伤的重新体验	安克·埃勒斯 （1999年）

续表

疗法形式	治疗元素	专业研究者
眼动心身重建法	注意力分散 创伤的重新体验 认知重组	弗朗辛·夏皮罗（1999）
心理动力学想象创伤疗法	疏远技术 情感调节：正念训练等 可能包括创伤的重新体验	路易丝·雷德曼（2004）
意象重构（针对有童年创伤的成年人）	儿童—成人想象 创伤的重新体验 认知重组	默文·斯马克、罗尔夫·科斯特（2015）
人生回顾疗法（针对老年人）	传记式叙述 创伤的复述 认知重组	安德烈亚斯·梅尔克、西蒙·福斯特迈尔（2012）

心理教育指的是在治疗开始时告知患者疾病和症状的情况以及其他相关信息，接下来的治疗步骤将持续与这些信息紧密相关，例如治疗师会说出这样的句子："为了减少您的闪回，我们现在将讨论一下练习……"**创伤的重新体验**（也被称为暴露或对抗）是针对创伤中重要时间段的想象练习。患者应当想象一个事先与治疗师一同选定和讨论的场景，在此过程中特别强调要同时感知自己的思想和情感。这种程序从满灌技术演变而来，目的在于使记忆中受创伤影响的恐惧结构减少活跃度，由此降低闪回频率（见第三章）。这一治疗技术可以追溯

到古老的净化[①]概念，与对冲突的情绪状态进行洗涤和清洁有关。它在今天的应用明确把记忆功能重新恢复正常作为目的。我们必须将**创伤的复述**与之明确区分开来：复述通常是口头上的，但是也有创伤报告的书面形式，患者通过表达对自身来说十分痛苦的过程来获得依靠。前文已经描述过部分经历者的失语现象在初期会阻碍这种能力。从一开始模糊的简短报告到详细的叙述，复述经常是多轮重复进行的。这种技术还旨在使记忆功能恢复正常，消除对自身创伤记忆的恐惧。

疏远技术即所谓的资源强化方法，目的在于建立或强化记忆和意识功能重新自我调节的能力。它的变种之一是“屏幕技术”，患者学习将创伤记忆投射到想象的电视屏幕或电影银幕之上，以观众的身份远离一切，一部分一部分地观看全部。他们还将学会跟随自身意愿终止“记忆电影”或将其变得极小。另一项技术是“安全地点”，即在现实或想象中寻找远离危险的安全地点，并且通过如冰块等强烈的感官刺激或其他反危机方式来

① “净化”一词最早在古希腊语中意为清洁、洗涤，包括宗教中“净洗”和医学中“导泻”两方面的含义，后经亚里士多德在《诗学》中进一步阐释，认为悲剧的作用在于激起怜悯和恐惧，使得压抑在人的内心深处的情感得到净化，获得快感。——译注

缓解紧张。在创伤疗法中最常使用的呼吸技术是直接通过熟练自然呼吸来突出腹式呼吸和吐气的积极作用，这样能够抵抗创伤患者熟悉的身体焦虑发作。在治疗实践中通常也将**情感调节**技术称作稳定化技术，它的目标在于减少过度情感表现，这种症状大多关系到分离倾向，即意识漂移。另一个目标则是降低对情感刺激或创伤关键刺激的高度敏感性，并减少已经增加的冲动性。一种常见的技术是源于佛教冥想的**正念训练**，根据心理治疗师乔恩·卡巴金的说法，正念是一种完全刻意的、关联当下的目标状态，它不与过去或未来相关，而且不具有判断性。患者通过多样联系来在不同的生活情况下达成这些目标，尽可能少因为内部或外部干扰因素而偏离正轨。与治疗师单独进行或在小组治疗中进行的其他情感调节技术，包括接纳自身感受和思想，借助自我独白来获得平静，或对关键情景进行角色扮演。

在许多疗法形式中都用到了**认知重组**，它指的是改变思想、观点、意愿和态度，我们将这些统称为认知；因此认知重组属于主要针对理智的技术之列。戴维·莫里斯既是作者，又是创伤后应激障碍患者，他自身就曾接受过认知处理疗法（表 5 中提到的第三种疗法形式），他照其意义将这种疗法描述为“针对生活中日常事务的哲学（疗法），能够使得思维系统运作并持续下去，它对过去并不感兴趣，而是关注目标和限制”。治疗师运用“苏格拉底式对话”的形式，通过“难道不能从另外一面看待这个问题吗？”或者“情况总是这样吗？”“有时是否在您身上会发生例外？”这样的询问来帮助患者逐渐打破陷入思维壁垒的困境。这种技术能够借助极为有序和结构化的方式来实施，比如利用带有自我描述要求的电子表格。眼动心身重建法治疗是以规律性重复提问来实现认知重组技术的：“现在对您来说，（这里紧跟着患者自己在一开始选择的句子，例如‘我是过于软弱的人’）这句描述有多准确？”

传记式叙述是一种资源强化治疗技术。证据表明，尤其对于老年人来说，谈论过去能够增加幸福感。这种效应在创伤初期可能消失，但可以与治疗师一同进行积极回忆来重新恢复。只要这种效应在患者身上以稳定的方式逐步获得越来越多的成效，那么患者将也有能力复述创伤，并且在内心独立地区分创伤性记忆和美好的记忆。**儿童—成人想象**的技术是专门针对涉及所谓权力不平衡的创伤记忆而开发的。当儿童因遭受成年人的身体暴力或性暴力而受到创伤时，他的记忆将自然而然地由占据优势的成年人和处于劣势的儿童组成，两者形成了对峙的局面。想象将为这一记忆引入第三人：以如今成年人形象出现的当时受创伤的孩子。这个“成年的我”能够在结构上平等地与肇事者对抗，质问他、控诉他或者将其驱逐出回忆场景。与此密切相关的是其他类似的技术，例如“内在帮手”或对自我不同状态进行处理。**噩梦改善**技术也建立在类似的基础之上：患者将在此为自身的典型噩梦设想一个不同的走向，并且每天入睡前想象缓慢播放这一新的梦境，直到它能够被“嵌入”噩梦之中。令人惊讶的是这一技术经常能取得成功，即便对于几十年以来一直被同样的噩梦折磨的患者也是如此。

在某一特定患者身上要使用上述哪一种治疗技术，应该首先取决于这一病例中个人的哪种痛苦和哪些抱怨占主要地位，治疗师将根据以下情况做出判断：闪回是否会干扰日常生活，是否存在为了远离世界危险而产生强烈的恐惧性退缩，是否由极度失望和不信任主导情绪，以及更多别的情况来辨别患者的处境。然而在门诊和住院心理治疗的现实情况中，许多治疗师并没有了解和掌握所有有效的治疗技术，或者他们认为一种特定的疗法方式能够针对所有创伤后痛苦状态达到同样治疗效果，这当然是不可能的。此外还需要强调的是，能够产生效果的不仅仅是治疗技术的组合，还需要治疗师对待患者的妥当的基本态度。对待创伤后应激障碍患者，除了尊重、同理心和可信度这些一般治疗原则之外，尤其还需要认识到创伤者不得不遭受的生存冲击。

复杂性创伤后应激障碍疗法的特殊之处。通常情况下，目前所述的疗法和治疗技术并不足以应对复杂性创伤后应激障碍患者的痛苦、抱怨及其他问题。对于这些大多在童年或青年时期就经历长时间创伤或累积性创伤的患者来说，在人际关系、自尊和情绪调节方面的问题要比创伤引起的记忆过度活跃问题严重得多。他们之中很多人是分离的，也就是说，他们在意识调节方面存在困难，并且呈现出各种慢性身体反应（见第二章“分离和身体反应”一节）。如果治疗师在复杂性创伤后应激障碍患者的疗程初期就使用创伤的重新体验技术（就像过去常常做的那样），那么患者要么无法做到这一点，要么他们就无法理解为什么处理某个“逾年历岁”的生活事件能够为当下的处境带来帮助。

从本质上来说，表 5 中列出的治疗技术也适用于复杂性创伤后应激障碍的诊疗，但是治疗师必须慎重地控制它们的顺序。患者必须首先重新学习掌握自己日常生活的基本技能，所有由创伤导致的可能的关键刺激都将不断地使患者的个体生活方式脱离正轨，但是患者却对这些刺激并不清楚，这也使得他们无法制订短期和中期规划，例如遵守结构化的日程安排、参加考试、应对职场和私人环境中的各项要求等。以下这些在表 5 中列出的治疗技术要在第一阶段使用：心理教育、疏远技术、情感调节、正念训练等。

前文中已经提及了“心理动力学想象创伤疗法”，尽管这一疗法尚未能够根据国际通用医疗标准提供明确的疗效证明，但是许多诊所已经在使用它了。美国和德国曼海姆中央心理健康研究所的多阶段治疗项目表明，该疗法对遭受性创伤的患者是有效的。曼海姆开发的治疗项目包括以下阶段：

1. 住院治疗前：要详细诊断，通过与治疗师面谈确定下述风险行为是否存在，并确定其程度范围，包括自杀企图、自残、攻击性行为、酒精中毒和药物成瘾。然后确定合适的住院时间。在入院前大约三周时，患者将收到心理教育的录音光盘，并且要求他们通过自助流程掌握对应的压力和情绪调节能力。

2. 三周住院治疗：与患者谈论所谓的指数创伤，并在接下来的治疗中将其作为重点。指数创伤指的是目前在记忆、闪回和可能出现的噩梦中最为强烈的经历。在治疗谈话中，治疗师和患者将一起观察是什么阻碍了这一创伤的暴露（重新经历），例如自动逃避倾向、心理或社会阻碍以及严重的抑郁。在心理教育中也将继续为患者提供背景知识和教授自我舒缓的技能。患者参与特殊小组可以帮助自己促进内在的正念，加入运动群体也可提高体力和耐力。

3. 七周住院治疗：在这一阶段的最初几周内将通过认知重组技术着重处理以下方面，包括内心固化的羞耻感、坚定的负罪感、厌恶感、自身分离倾向的主导性、通过自残来缓解压力的替代方式等。此后将逐步出现指数创伤的重新经历，从而重视各种逃避行为，并在共同活动中减少它们的出现。除了单独诊疗外，患者还将参与集体诊疗，有时将以身体治疗的形式进行。许多患者厌恶自己的身体，而且无法保护它。这一部分的治疗旨在改善身体体验和身体接受度，从长远来看还能够帮助提升性体验。

4. 两周住院治疗：此阶段的重点是为出院做准备。患者可能需要重新考虑伙伴关系。以往长达几年的病假和工作能力的丧失导致患者需要规划如何重整旗鼓，并探讨新的私人活动领域，并且为此实施相关措施。

5. 出院后六周：治疗师每周与患者进行一次面谈，

进行总结并且为患者确定“任务”，以帮助其进一步改善情况［这里的部分描述直接引自 M. 博胡斯及其同事的《针对童年和青春期性暴力创伤后应激障碍的辩证行为疗法》(*Dialektisch behaviorale Therapie für PTBS nach sexualisierter Gewalt in der Kindheit und Jugend*), 2011］。

这种极为复杂的疗法只有基于治疗师灵活和极具同理心的处理方式才能取得成效，如果患者并未掌握德语并因此需要译者介入帮助的话，那么治疗将会变得更加复杂。复杂性创伤后应激障碍以及前几节所描述的症状也出现在酷刑幸存者和难民身上，他们现在正在酷刑受害者治疗中心接受诊疗。德国就有这种在此领域中赢得巨大声誉的专业中心，主要位于柏林、科隆、慕尼黑和乌尔姆等地，奥地利的专业中心位于维也纳，瑞士的专业中心位于伯尔尼和苏黎世。

基于互联网的疗法：在这种完全通过互联网运作的疗法中，患者和治疗师没有直接接触，这种疗法形式不适用于复杂性创伤后应激障碍，但能够很好地对创伤后应激障碍发挥作用。(出于法律原因，在德国必须将这些疗法称作“指导”，因为疗法被定义为与患者面对面直接接触。) 在线治疗是在国际范围内应用的、针对创伤的疗法的重心所在，此外还有基于网络的自助项目、虚拟现实疗法、智能手机和平板电脑上的应用程序以及数字化学习游戏，也即严肃游戏［参考笔者及同事 2015 年的论文《为创伤后应激障碍提供个性化的互联网心理治疗》(*Personalisierte Internet-Psychotherapie Angebote für die PTBS*)］。

得到最多证实的在线疗法是由心理治疗教授阿尔弗雷德·朗格的团队在荷兰开发的互联网疗法，最初利用了创伤者例如提供证词等想要书面写下自己经历的自发倾向。由此，这种在线疗法的一个重要组成部分就是通过书面报告处理创伤。寻求治疗的患者首先通过由高技术标准保障的邮件平台与分配的私人治疗师建立联系，治疗师将询问患者的心理状况和病史，并详细提供关于治疗过程的信息。如果患者对此仍有兴趣，那么治疗师最终将与患者签订治疗协议（尤其是涉及将治疗师作为紧急情况的直接联络人）。

这一疗法由几个固定的治疗阶段构成，在每个阶段开始时，患者和治疗师一起计划商量患者将要在哪一天的什么时候之前完成写作任务。第一阶段(“自我对峙”)中，患者将写下创伤经历中的最痛苦的回忆、思绪和感受，这一过程应该是尽可能自由的，无须顾忌措辞和语法。治疗师鼓励患者在这一阶段的四篇文章中将痛苦的记忆不加任何修饰地表达出来，并且还会就如何更直观地做到这一点给出提示。在第二阶段（“认知重组”）中，患者写鼓励信给一位有相同遭遇的虚构朋友，用这种形式再一次面对自己的经历，此阶段同样需要写四篇文章。第三阶段（“与他人分享”）中需要写一封告别信给亲人，患者描述自己如何在想象中逐步远离创伤主题，并且告诉对方自己在治疗中经历的变化。这里的告别意味着重新审视当下的心理状态，并且进行个人意义上的辞别。许多国家的科学研究表明，这种在线疗法对创伤后应激障碍的疗效能达到与门诊直接疗法相同的程度，显然这得益于“在线患者”与治疗师之间建立了生动而活跃的治疗关系。近年来，专业协会的心理治疗师们对这种惊人的疗效进行了激烈的讨论，因为它从某种程度上打破了早期那种对直接面对面治疗的必要性的绝对确信。

延长哀伤的心理疗法

如前所述，延长哀伤障碍的特点是痛苦的渴望和对逝者仍然活着的期望，此外还有其他心理问题，例如无法接受死亡，感觉失去了自己的一部分，对丧失感的愤怒，还有对逝者和对死亡情景的内疚。起初，人们尝试像治疗抑郁那样，用心理或药物疗法来治疗这些情况，但这却对有这些哀悼症状的患者无效。因此人们后来开发了一种特定的治疗方式,并称其为“聚焦哀悼的疗法”，它只适用于延长哀伤障碍完全成型的患者。

罗斯纳等人在 2015 年的研究《延长哀伤障碍：个人和团体治疗手册》（*Anhaltende Trauerstörung. Manuale für die Einzel und Gruppentherapie*）中，总结了这一领域有效的心理疗法中最重要的元素：

第一，要解释因为变化而产生的矛盾心理。患者一方面由于不断回忆而感到负担，另一方面又想要抓住对深爱之人的记忆，他们害怕遗忘会令逝者失去价值。病人也可能担心自己通过治疗将第一次真正体会到丧失的感觉。

第二，心理教育。要解释哀悼的功能是对患者与逝者关系进行完全合法的维护，一些患者惧怕自己与逝者自发的（自我）对话是“病态的”。但事实并非如此，这反而是维护一段重要关系的能够理解的方式。

第三，解释和治疗可能会出现的回避行为，例如因为惧怕情绪失控而不去墓地。

第四，重新体验（暴露）丧失感中最痛苦的部分，这种重新体验具备治疗性质，例如患者本人在逝者最终离世时不在场，或者葬礼中出现了困难状况。

第五，通过认知重组来处理内疚感。

第六，重建那些通常依旧难以碰触的积极记忆。

第七，适应生活条件的改变。仔细观察个人环境和其他环境的关系，如果可能的话去强化这些关系。

第八，改变与逝者的关系。其要点在于如何能够在未来维持这种关系，以及患者希望在生活中拥有或延续逝者的哪些特征与信息。

目前针对延长哀伤的特定疗法尚未出现，这种障碍通常被心理治疗专业人员忽略或者错误分类。这是让人感到遗憾的，因为许多关于疗法新进展的研究已经表明，此病带来的心理痛苦是能够得到有效缓解的。然而，总结性的研究明确指出了一项惊人发现，那就是过早投入哀悼咨询和哀悼治疗甚至可能会产生有害的副作用，因为在悲伤刚刚萌发之时（约半年内），延长哀伤障碍尚未产生。如果希望在早期阶段就进行**悲伤咨询**，那么其目的不应该是改变哀悼者本人或者他的态度，而仅仅应该是为了陪伴他度过这个困难阶段。

团体、家庭和社会疗法

本节将再次讨论创伤后应激障碍和复杂性创伤后应激障碍的疗法。考虑到其他国家和文化的医学治疗系统不健全或各不相同的现实，笔者在这里将总结并非针对单独患者的各种疗法的知识。各种集体疗法完全能够跟得上个体疗法，甚至在大量病例中取得了更好的疗效，这同样值得我们思考。更加确切地说，发达国家在所有相关方面都内化了的个人主义，共同决定了卫生事业的方向和治疗种类。

如今**团体疗法**主要在住院治疗中进行，并且通常是“开放团体”，也就是说无论团体治疗工作处于何种阶段，每一个新住院的患者都能加入团体中（这与所有患者在同一时间开始治疗的“封闭团体”相反）。团体疗法在20世纪70和80年代相当流行，而在之后的德语世界内，除了医院以外的场所几乎不再有团体疗法。尽管如此，国际上针对创伤患者的团体疗法已经取得了许多进展，不过多以“封闭团体”的形式出现，笔者将对此进行简单介绍。

从事创伤患者团体治疗的医生一再指出，团体气氛应该在患者的问题和医疗资源之间、过去和未来导向之间找到平衡。资源和未来导向意味着让患者能够拥有新的经历，帮助他们获得希望，体会到自己能发挥建设性作用。治疗师路易丝·雷德曼建议团体设立“典型人物形象……，让患者看到已经具备了痊愈的潜力”[《想象力作为一种治疗力量》(*Imagination als heilsame Kraft*)，2010年，第25页]。如果治疗团体没有受到这样的基本导向引领，将会与此相反，退化产生所谓的“受害者竞争”倾向，每个参与者都想要告诉他人自己经历了最糟糕的事，而这将导致破坏性的推动。

与在个人身上实施的疗法相反，所有有效的团体创伤疗法都无须针对创伤经历进行深入研究。此外，心理动力学治疗团体还摒弃了对其方法中患者所说内容的惯常解释，而侧重于稳定性技术，例如承认患者的痛苦和询问哪些治疗已经带来了帮助，并且提出关于自我安慰和症状缓解的新可能性。患者还将学习到如何避免被自己的情感淹没，去倾听其他团体成员诉说创伤，并以令人振奋的鼓励性方式给予反应。

许多国家也将表5中列出的“认知处理疗法”用于时长90分钟的团体治疗中，且取得了良好成效。它的重点是掌握和谈论特定的主题，如安全、自尊、信任、亲密、控制和权力。患者每次都会收到需要在团体治疗前居家完成的工作表。在治疗过程中，这些主题都会与因创伤经历而导致的困难或者成问题的习惯关联起来，患者将针对这些方面设立个人目标，所有团体成员都将就如何达成目标提出建议。治疗师则基于认知重组技术的前提来发挥作用，也就是说，对患者以往的习惯刨根问底，并且根据新的解决方案提出针对性问题。治疗师由此成为团体成员的榜样，他们会学习运用类似的思维方式来建设性地处理问题。无论是否撰写书面创伤报告（在团体活动的间隙单独书写），都可以运用这种形式的疗法。

令许多创伤后应激障碍疗法专家惊讶的是，哪怕并不包含“创伤聚焦”的团体疗法也能产生疗效，目前人们将这些疗法总结为“关注当下疗法”。更为重要的是，这些团体也要完全由创伤后应激障碍患者组成，他们知道彼此都经历过最严重的引发负担的生活事件，而且这一团体不能混合抑郁、焦虑障碍、成瘾或其他完全不同心理问题的患者。这种疗法首先将在初期对整个团体进行心理教育，详细谈论创伤后应激障碍的病痛，并且将其联系到目前应付日常生活时遇到的问题。团体活动的其余时间则用于相互介绍，提供问题解决建议，以及练习应对当下困难的可能方法。团体疗法的重点往往关注成员在私人和职业领域遇到的关系问题。一些大型综述性研究表明，我们所提到的所有团体疗法的优势在于，相较于个体疗法，在团体疗法中提前中断治疗的患者较少。对于许多患者来说，团体疗法通常负担较小。

一些创伤后应激障碍患者，在夫妻关系或家庭生活方面因为创伤而陷入了危机之中，对他们来说，**家庭疗法**是重要且有必要的。在关于创伤后应激障碍心理后果的章节中已经解释了造成危机的可能原因：创伤幸存者对包括最亲之人在内的疏远感、情绪性过度反应（例如愤怒和暴力爆发），以及无论何种创伤类型都会遭遇的在亲昵行为和性生活方面的困难。经验表明，创伤后应激障碍患者的分居比率和离婚率都极高。亲属和伴侣通常花费大量时间尝试去寻找平衡点，但往往会在某时宣告认命，与患者分开似乎成了唯一的出路。

至今为止，在创伤后应激障碍家庭疗法中起先驱作用的是各国的军事医学，它们不得不面对归来的创伤士兵在家庭生活中不再“发挥功能”的事实。当涉及夫妻双方都参与的治疗项目时，以下治疗步骤已经被证明是有意义的：第一步是普通的伙伴交流训练，重点在于表达感受和思想，并且找到适当的反应。第二步则是针对创伤的交流训练，创伤幸存者能够慢慢摸索着讲出自己头脑中经常或不断徘徊的想法，尤其是关于丧失经历和纠缠不休的内疚感。此外夫妻还将尝试着讲述做出何种反应是使双方都能感觉舒适的。最后在第三步将聚焦于恢复夫妻间的亲昵行为和性生活。

当涉及孩子时，家庭疗法以针对创伤后应激障碍症状及其后果的心理教育开始，教育是面向所有人的。正如其他精神疾病的家庭治疗方案一样，家庭疗法为所有家庭成员寻找可能的安全感与界限，防止他们因受创伤的家庭成员及其行为而感到不堪重负。在德国，面向患创伤后应激障碍士兵亲属的“冰花”协会（Eisblume）就是这种家庭陪同、家庭治疗的代理者及倡导者。

社会干预方案，或者更准确地说是社会心理学干预方案，可总结为针对更为庞大群体和特定人群制订的一系列不同的救援措施，例如在区域性自然灾害或恐怖袭击中受到影响的人们。使这些方案不断发展并投入使用的力量通常是非政府组织或世界卫生组织。在第四章“夸张和越界之间的创伤主题”一节中，描述了其中一些方案可能会带来的弊端（例如 2004 年海啸灾难发生之后）。但我们不应该消极地看待所有这些方案，当考虑到当地的急救卫生人员及其知识时，这些方案尤其能够带来帮助，为减少和缓解创伤后遗症带来出乎意料的效果。原则上这种方案在治疗发达工业国家出现的区域性创伤方面，也是一条可行的道路，但前提是在城区或社区层面必须有足够的人因创伤而感到彼此之间存在着紧密联系，并能在专业人员的指导下大量聚集在一起。

心理学家格奥尔格·皮珀在德国实施了多次这样的救援方案，例如在1988年博尔肯（北莱茵－威斯特法伦州）的严重矿难之后，以及1994年拉姆施坦因（莱茵兰－普法尔茨州）的飞行表演灾难之后。每一次事故后都有许多死者、受惊吓的亲属以及受创伤的幸存者。心理社会救援还包括“外展性”帮助，救援组织积极地邀请受害者参与团体谈话、儿童团体或救援人员团体。心理教育，即对具体心理负担和症状、受惊吓后人际行为的改变做出解释也非常重要，适当地开发仪式同样如此。这样具备预先确定的规则和流程仪式是减少内心想象泛滥、缓解丧失感唯一合适的辅助手段，能帮助患者从某种意义上掌控自我。具体而言，这意味着定期举办纪念活动，最好是将建立长期存在的纪念场所作为最广泛决策过程的一部分。

2011年在挪威于特岛发生的大屠杀中，有69人被害，另外有500名幸存的年轻人遭遇创伤，此次经验表明，在西欧形成针对照顾创伤者的相关市政服务依旧十分困难。虽然在大屠杀发生以前，挪威就已经拥有国家性质的暴力和创伤中心，但遗憾的是，根据其自己的报告显示，这一中心除个人和家庭服务外无法组织任何基于团体的干预措施（而在三个德语国家根本就没有这样的中心）。可能出于这一原因，奥斯陆市中心和于特岛上建造的纪念场所多次遭到批判，受害者及家属认为它们根本不具备合理的代表性。

美国北卡罗来纳州制定了一项示范性方案，目的是在黑人人口占大多数的地区为下一次灾难（自然或暴力灾难）做好更充分的准备。这是一项针对社区领导人，即地方官员、市长或协会主席的讲习班方案，意图打造“对培训者的培训”。通过这一方案，他们将具备把获取的知识传授给其他当地负责心理照顾人员的能力。因此，方案的目标不是为治疗师提供深入的创伤疗法培训，而是将心理创伤的知识传播给更广泛的群体。讲习班的内容涵盖了关于创伤后应激障碍及社会变化的心理教育、对情绪化反应的评估、自我照顾方式、对（亚）文化特征的考量等。虽然这一方案的疗效还未得到证实，但方案制订者已经收到了强烈反响［可参考拉博德等人的《黑人社区灾难心理健康准备培训的可行性》（*Feasibility of Disaster Mental Health Preparedness Training for Black*

Communities)，2013]。

由于如今智能手机和计算机的使用已经极为广泛，通过互联网来组织心理社会学干预援助也变得顺理成章。例如有一个基于互联网的自助项目名为“走出心理创伤”（My Trauma Recovery），它的主要目标就是（重新）建立起人与人之间相互支持的能力。项目要求患者或参与者做一系列相关练习，帮助他们认识到自己如今所处的位置以及困难所在，并鼓励他们与其他患者一起携手走出精神困境。有趣的是，相较于原版在飓风受害者那里所取得的成效，对四川地震灾民的中国版方案取得了更好的治疗效果[参考王志云等人的《中国的“走出心理创伤”，基于网络的对两个平行样本创伤者的干预：随机对照实验》(*Chinese My Trauma Recovery, A Web-Based Intervention for Traumatized Persons in Two Parallel Samples: Randomized Controlled Trial*)，2013]。世界卫生组织报道了这一结果，并且指出，不仅仅个人疗法能够在全球范围内帮助创伤后应激障碍患者，集体措施也能惠及大量人群。

药物疗法

与其他精神疾病不同的是，药物并不是创伤后应激障碍治疗中的重点。绝大部分国际通用的治疗建议将其看作“治疗的第二选择”，这也符合多数患者不愿服用药物消除痛苦的自发意愿。有时患者对此是这样解释的：“外部发生的事情让我觉得糟糕，因此我并不认为通过药物能够由内而外地治愈这种伤害。”

制药研究至今都未能研发出完全针对创伤后应激障碍的药品，因为目前仍然缺乏关于大脑代谢过程中具体受此疾病影响的生物化学“作用点”的准确知识。（焦虑症也遇到同样问题，也无法用特定药物治疗，而是用抗抑郁药物来应对）如果需要开药方治疗的话，那么会使用抗抑郁药物，而且是最新一代的选择性 5- 羟色胺再摄取抑制剂（SSRIs）。只有一种 SSRIs 药物经国家药物管理局批准特别用于治疗创伤后应激障碍，那就是帕罗西汀。服用这些药物的一部分患者认为它们能够有效缓解不适。然而，服用药物的必要时长通常被低估，应服用药物 8 至 12 周方能见效，总用药时间不得少于 6 个月，应至少持续一年。如果服用帕罗西汀 3 个月后无效，可以选用其他 SSRIs 类药物或抗抑郁药物，包括舍曲林和氟西汀。所有其他的药物，虽然时不时能在医生的处方中见到，但它们在必要的药物研究中并未显示出对创伤后应激障碍有令人信服的疗效。

人们偶然发现久负盛名的降压药哌唑嗪能够对创伤后应激障碍相关的噩梦起效。然而这种药物经常会引起血液循环不良以及头晕、耳鸣和流鼻血等副作用，出于这些原因建议停用。此外，妊娠期和哺乳期也禁止服用哌唑嗪。由于长久以来药物疗法的疗效无法令人满意，近年来药物研究已基本退出创伤后应激障碍的治疗领域。这一事实也再次表明，各种各样的心理疗法已经成为创伤后遗症“治疗的第一选择”。总而言之,多年以来，治疗方案已经变得更加具有针对性，并因此变得愈加完善，因而经历创伤和过度延长哀伤的人们有充分理由对重获良好的生活质量充满希望。

参考文献

Assmann, A. (2013). *Das neue Unbehagen an der Erinnerungskultur: Eine Intervention*. München: C.H.Beck.

Boelen, P. A., Van den Hout, M. A., & Van den Bout, J. (2006). A Cognitive-behavioral conceptualization of complicated grief. *Clinical Psychology: Science and Practice*, 13, 109–128.

Bohus, M., Dyer, A. S., Priebe, K., Krüger, A., & Steil, R. (2011). Dialektisch behaviorale Therapie für posttraumatische Belastungsstörung nach sexualisierter Gewalt in der Kindheit und Jugend. *Psychotherapie, Psychosomatik & Medizinische Psychologie*, 61, 140–147.

Brewin, C. R., Andrews, B., & Valentine, J. D. (2000).

Meta-analysis of risk factors for posttraumatic stress disorder in trauma-exposed adults. *Journal of Consulting and Clinical Psychology*, 68, 748–766.

Brewin, C. R., Dalgleish, T., & Joseph, S. (1996). A dual representation theory of posttraumatic stress disorder. *Psychological Review*, 103, 670–686.

Brunner, J. (2004). Politik der Traumatisierung. Zur Geschichte des verletzbaren Individuums. *WestEnd – Neue Zeitschrift für Sozialforschung,* 1, 7–24.

Burke, L. A., & Neimeyer, R. A. (2013). Prospective risk factors for complicated grief: A review of the empirical literature. In: M. Stroebe, H. Schut & J. van den Bout (Eds.), *Complicated grief: Scientific foundations for health care professionals* (pp. 145–161). London: Routledge.

Deegener, G. (2014). Kindesmisshandlung und Vernachlässigung. In: A. Maercker(Hrsg.), *Posttraumatische Belastungsstörungen* (4. Aufl., S. 378–399). Berlin: Springer.

Ehlers, A. (1999). *Posttraumatische Belastungsstörung.* Göttingen: Hogrefe.

Finkelstein, N. G. (2001). *Die Holocaust-Industrie:*

Wie das Leiden der Juden ausgebeutet wird. München: Piper.

Flaig, E. (2011). Warum gibt es kein historisches Trauma? Einen Nonsense-Begriff verabschieden. *Merkur,* 65, 670–681.

Foa, E. B., Hembree, E. A., & Rothbaum, B. O. (2014). *Handbuch der Prolongierten Exposition: Basiskonzepte und Anwendung – eine Anleitung für Therapeuten*. Lichtenau: G. P. Probst.

Fry, S. (2016). "Stephen Fry criticised for telling 'selfpitying' abuse victims to grow up". The Guardian, 12.04.2016, http://www.theguardian.com/culture/2016/apr/12/stephen-fry-fury-comments-abuse-victims-self-pity-charitymind.

Gauck, J. (2013), in: Bundespräsident trifft Hinterbliebene, Frankfurter Allgemeine Zeitung, 19.2.2013, http://www.faz.net./aktuell/politik/inland/rechtsextremismus/nsu-mordserie-bundespraesident-trifft-hinterbliebene-12084807.html.

Gobodo-Madikizela, P. (2006). *Das Erbe der Apartheid-Trauma, Erinnerung, Versöhnung: Vorwort von Nelson Mandela*. Opladen: Budrich.

Goltermann, S. (2009). *Die Gesellschaft der Überlebenden: Deutsche Kriegsheimkehrer und ihre Gewalterfahrungen im Zweiten Weltkrieg*. München: Deutsche Verlags-Anstalt.

Gressier, F., Calati, R., Balestri, M., ··· Serretti, A. (2013). The 5-HTTLPR polymorphism and posttraumatic stress disorder: A meta-analysis. *Journal of Traumatic Stress*, 26, 645–653.

Hamber, B., Nageng, D., & O'Malley, G. (2000). "Telling it like it is ···": understanding the truth and reconciliation commission from the perspective of survivors. *Psychology in Society*, 26, 18–42.

Hecker, T., & Maercker, A. (2015). Komplexe posttraumatische Belastungsstörung nach ICD-11. *Psychotherapeut*, 60, 547–562.

Heim, C. (2005). *Psychobiologische Folgen früher Stresserfahrungen*. In: Egle, U. T. (Hrsg). *Sexueller Missbrauch, Misshandlung, Vernachlässigung: Erkennung, Therapie und Prävention der Folgen früher Stresserfahrungen (S. 40–65)*. Stuttgart: Schattauer.

Herman, J. L. (2003). *Die Narben der Gewalt:*

traumatische Erfahrungen verstehen und überwinden. Paderborn: Junfermann.

Hobfoll, S. E., Watson, P., … & Maguen, S. (2007). Five essential elements of immediate and mid–term mass trauma intervention: empirical evidence. *Psychiatry*, 70, 283–315.

Horowitz, M. J. (1976). *Stress Response Syndromes.* New York: Jason Aronson.

Janet, P., Fiedler, P. (Hg.). (2006). *Trauma, Dissoziation, Persönlichkeit: Pierre Janets Beiträge zur modernen Psychiatrie, Psychologie und Psychotherapie.* Lengerich: Pabst.

Kabat-Zinn, J. (2013). *Im Alltag Ruhe finden. Meditationen für ein gelassenes Leben.* München: Droemer Knaur.

Kirmayer, L. J., Gone, J. P., & Moses, J. (2014). Rethinking historical trauma. *Transcultural Psychiatry*, 51, 299–319.

Koenen, K. C., Aiello, A. E., Bakshis, E., … & Galea, S. (2009). Modification of the association between serotonin transporter genotype and risk of posttraumatic stress disorder in adults by county-level social environment. *American Journal of Epidemiology*, 169, 704–711.

Kollwitz, K. (1992). *Aus meinem Leben. Ein Testament des Herzens*. Freiburg: Herder.

König, J., Resick, P. A., Karl, R., & Rosner, R. (2012). *Posttraumatische Belastungsstörung: Ein Manual zur Cognitive Processing Therapy*. Göttingen: Hogrefe.

Laborde, D. J., Magruder, K., Caye, J., & Parrish, T. (2013). Feasibility of disaster mental health preparedness training for black communities. *Disaster Medicine And Public Health Preparedness*, 7, 302–312.

Lanius, R. A., Vermetten, E., Loewenstein, R. J. ··· Spiegel, D. (2010). Emotion modulation in PTSD: Clinical and neurobiological evidence for a dissociative subtype. *American Journal of Psychiatry*, 167, 640–647.

London, J. (1915). *Die Zwangsjacke*.

Maercker, A. (2013). *Posttraumatische Belastungsstörungen*. Berlin: Springer.

Maercker, A., & Forstmeier, S. (2013). *Der Lebensrückblick in Therapie und Beratung*. Berlin: Springer.

Maercker, A., & Horn, A. B. (2013). A socio-interpersonal

perspective on PTSD: The case for environments and interpersonal processes. *Clinical Psychology & Psychotherapy*, 20, 465–481.

Maercker, A., Hecker, T., & Heim, E. (2015). Personalisierte Internet-Psychotherapie-Angebote für die posttraumatische Belastungsstörung. *Der Nervenarzt*, 86, 1333–1342.

May, K. (1910). *Mein Leben und Streben,* Reprint 1997.

Morris, D. J. (2015). *The Evil Hours*: *A Biography of Post-Traumatic Stress Disorder.* Boston: Mariner Books.

Morris, M. C., Compas, B. E., & Garber, J. (2012). Relations among posttraumatic stress disorder, comorbid major depression, and HPA function: A systematic review and meta-analysis. *Clinical Psychology Review*, 32, 301–315.

Morrison, T. (1990). *Menschenkind.* Reinbek bei Hamburg: Rowohlt, S. 374.

Nijenhuis, E. R., & Mattheß, H. (2006). Traumabezogene Strukturelle Dissoziation der Persönlichkeit. *Psychotherapie im Dialog*, 7, 393–398.

Oppenheim, H. (1889). *Die traumatischen Neurosen*, Berlin: Hirschwald.

Patel, R., Spreng, R. N., Shin, L. M., & Girard, T. A. (2012). Neurocircuitry models of posttraumatic stress disorder and beyond: A meta-analysis of functional neuroimaging studies. *Neuroscience & Biobehavioral Reviews*, 36, 2130–2142.

Pieper, G. (2003). Betreuung von Katastrophenopfern am Beispiel der Explosionskatastrophe im Braunkohlebergbau Borken. In: A. Maercker (Hrsg.), *Therapie der posttraumatischen Belastungsstörungen* (2. Aufl., S. 205–219). Berlin: Springer.

Reddemann, L. (2004). *Psychodynamisch Imaginative Traumatherapie: PITT – Das Manual*. Stuttgart: Klett-Cotta.

Reddemann, L. (2010). *Imagination als heilsame Kraft: Zur Behandlung von Traumafolgen mit ressourcenorientierten Verfahren*. Stuttgart: Klett-Cotta.

Rosen, G. M., Spitzer, R. L., & McHugh, P. R. (2008). Problems with the post-traumatic stress disorder diagnosis and its future in DSM-5. *British Journal of Psychiatry*, 192, 3–4.

Rosenblatt, P. C. (2008). Grief across cultures: A review and research agenda. In: M. S. Stroebe et al. (Eds.), *Handbook of Bereavement Research and Practice: Advances in Theory and Intervention* (pp. 207–222). Washington, DC: American Psychological Association.

Rosner, R., Pfoh, G., Rojas, R., ··· & Geissner, E. (2015). *Anhaltende Trauerstörung: Manuale für die Einzel-und Gruppentherapie*. Göttingen: Hogrefe.

Schauer, M., Schauer, M., Neuner, F., & Elbert, T. (2011). *Narrative Exposure Therapy: A Short-Term Treatment for Traumatic Stress Disorders*. Göttingen: Hogrefe.

Schmucker, M., & Köster, R. (2014). *Praxishandbuch IRRT: Imagery Rescripting & Reprocessing Therapy bei Traumafolgestörungen, Angst, Depression und Trauer*. Stuttgart: Klett-Cotta.

Schwartz, S. H. (2012). An overview of the Schwartz Theory of Basic Values. *Online Readings in Psychology and Culture, 2*(1). http://dx.doi.org/10.9707/2307–0919.1116

Seidler, G. H. (2001). *Der Blick des Anderen: Eine Analyse der Scham*. Stuttgart: Klett-Cotta.

Shapiro, F. (1999). *EMDR-Grundlagen & Praxis:*

Handbuch zur Behandlung traumatisierter Menschen. Paderborn: Junfermann.

Shear, K., Monk, T., Houck, P., ··· Sillowash, R. (2007). An attachment-based model of complicated grief including the role of avoidance. *European Archives of Psychiatry and Clinical Neuroscience*, 257, 453–461.

Somasundaram, D. (2014). *Scarred Communities: Psychosocial Impact of Man-made and Natural Disasters on Sri Lankan Society*. New Delhi: SAGE.

Stein, D. J., Seedat, S., Kaminer, D., ...Williams, D. R. (2008). The impact of the Truth and Reconciliation Commission on psychological distress and forgiveness in South Africa. *Social Psychiatry and Psychiatric Epidemiology*, 43, 462–468.

Stroebe, M., Schut, H., & Stroebe, W. (2007). Health outcomes of bereavement. *The Lancet*, 370, 1960–1973.

Teicher, M. H., & Samson, J. A. (2013). Childhood maltreatment and psychopathology: A case for ecophenotypic variants as clinically and neurobiologically distinct subtypes. *American Journal of Psychiatry*, 170, 1114–1133.

Theiss Abendroth, P. (2009). Was wissen wir wirklich

über die militärpsychiatrische Behandlung des Gefreiten Adolf Hitler? *Psychiatrische Praxis*, 36, 35–39.

Trickett, P. K., Noll, J. G., & Putnam, F. W. (2011). The impact of sexual abuse on female development: Lessons from a multigenerational, longitudinal research study. *Development and Psychopathology*, 23, 453–476.

Trickey, D., Siddaway, A. P., MeiserStedman, R., Serpell, L., & Field, A. P. (2012). A meta-analysis of risk factors for post-traumatic stress disorder in children and adolescents. *Clinical Psychology Review*, 32, 122–138.

Van der Kolk, B. (2015). *Verkörperter Schrecken. Traumaspuren in Gehirn, Geist und Körper und wie man sie heilen kann* (engl. Originalausgabe: *The body keeps the score*). Lichtenau: G. P. Probst.

Van IJzendoorn, M. H., BakermansKranenburg, M. J., & SagiSchwartz, A. (2003). Are children of Holocaust survivors less wella-dapted? A meta-analytic investigation of secondary traumatization. *Journal of Traumatic Stress*, 16, 459–469.

Wang, Z., Wang, J., & Maercker, A. (2013). Chinese My Trauma Recovery, a Web-based intervention for traumatized persons in two parallel samples: randomized controlled trial. *Journal of Medical Internet Research*, 15, e213.

Watters, E. (2010). *Crazy Like Us: The Globalization of the American Psyche*. New York: Free Press.

译名对照表

Abendroth, Peter Theiss 彼得·泰斯·阿本德罗特

Abramovic, Marina 玛丽娜·阿布拉莫维奇

Achtsamkeitstraining 正念训练

Affektregulation 情感调节

akute Belastungsreaktion 急性应激反应

akutes Belastungssyndrom 急性应激综合征

Alptraummodifikation 噩梦改善

Améry, Jean 让·埃默里

Amygdala 杏仁核

Angsterkrankung 焦虑症

Anhaltende Trauerstörung 延长哀伤障碍

Assmann, Aleida 阿莱达·阿斯曼

attachment theory 依附理论

Aufmerksamkeitsdefizit und Hyperaktivitätsstörung(ADHS) 注意缺陷多动障碍

Bauchatmung 腹式呼吸

Benzodiazepine 苯二氮䓬类药物

Betablocker β 受体阻滞剂

Beuys, Joseph 约瑟夫・博伊于斯

biographisches Erzählen 传记式叙述

bipolare affektive Störung 双相情感障碍

Boelen, Paul 保罗・博伦

Boraine, Alex 亚历克斯・博雷

Borderlinestörung 边缘性人格障碍

Bosch, Hieronymus 耶罗尼米斯・博斯

Boston Womens Health Collective 波士顿妇女健康集体

Breton, André 安德烈・布勒东

Brewin, Chris 克里斯・布鲁因

Brunner, Jose 乔斯・布伦纳

Buñuel, Luis 路易斯・布努埃尔

Celan, Paul 保罗・策兰

continuous trauma disorder 持续性创伤障碍

Dalí, Salvador 萨尔瓦多・达利

Depersonalisation 人格解体

Derealisation 现实感丧失

Desensibilisierung 脱敏

die Selektiven Serotonin-Wiederaufnahmehemmer (SSRI)
选择性 5-羟色胺再摄取抑制剂

Dissoziation 分离

Dissoziative Bewegungsstörungen 分离性运动障碍

Dissoziative Identitätsstörung 分离性身份识别障碍

Dissoziative Sinnesstörungen 分离性感觉障碍

Dissoziative Störungen 分离性障碍

Distanzierungstechniken 疏远技术

Dössekker, Bruno 布鲁诺·杜丝克尔

DSM-5《精神障碍诊断与统计手册》第 5 版

duale Erinnerungsmodell 双重记忆模型

Ehlers, Anke 安克·埃勒斯

EisenbahnWirbelsäule 铁道脊椎

Entwicklungstraumastörung 发展性创伤障碍

epigenetische Veränderungen 表观遗传变异

Erinnerungskulturen 记忆文化

Essstörung 饮食障碍

Ethologie 动物行为学

Eye Movement Desensitization and Reprocessing Therapy (EMDR) 眼动心身重建法

Figley, Charles 查尔斯・菲格利

Flaig, Egon 埃贡・弗莱格

Flashbacks 闪回

Flooding 满灌疗法

Fluoxetin 氟西汀

Foa, Edna B. 埃德娜・B. 福阿

Forstmeier, Simon 西蒙・福斯特迈尔

Freud, Sigmund 西格蒙德・弗洛伊德

Fry, Stephen 斯蒂芬・弗雷

Füssli, Johann Heinrich 约翰・海因里希・菲斯利

Gauck, Joachim 约阿希姆・高克

Gentileschi, Artemisia 阿尔泰米希娅・真蒂莱斯基

Goltermann, Svenja 斯文贾・戈尔特曼

Goya, Francisco de 弗朗西斯科・德・戈雅

Heim, Christine 克里斯汀・海姆

Herman, Judith 尤迪特・赫尔曼

Hippocampus 海马体

Hobfoll, Stevan 斯蒂芬・霍布福尔

Homöostase 内环境稳态

Horn, Andrea 安德莉娅・霍恩
Horowitz, Mardi J. 马尔迪・J. 霍罗威茨
Huston, John 约翰・休斯顿
Hustvedt, Siri 希莉・哈斯特维特
Hypnosetherapie 催眠疗法
ICD-11《国际疾病分类》第 11 次修订本
Ich-Anteil 自我状态
IJzendoorn, Marinus van 马里纳斯・范伊曾多尔
Impulskontrollstörung 冲动控制障碍
Imre, Kertész 凯尔泰斯・伊姆雷
Indextrauma 指数创伤
indizierte Prävention 指示预防
Inneres Kind 内在小孩
Interapy 互联网疗法
Janet, Pierre 皮埃尔・让内
Jarry, Alfred 阿尔弗雷德・雅里
Jünger, Ernst 恩斯特・容格
Kabat-Zinn, Jon 乔恩・卡巴金
Kind-Erwachsener-Imagination 儿童—成人想象
Kirmayer, Laurence 劳伦斯・基尔迈尔
kognitive Modell der PTBS 创伤后应激障碍认知模型

kognitive Therapie 认知疗法

kognitive Umstrukturierung 认知重组

Kolk, Bessel van der 贝塞尔·范德尔科尔克

Kollwitz, Käthe 凯绥·珂勒惠支

Komplexe Posttraumatische Belastungsstörung (K-PTBS) 复杂性创伤应激障碍

König, Julia 朱莉娅·柯尼希

Köster, Rolf 罗尔夫·科斯特

Lange, Alfred 阿尔弗雷德·朗格

Lanius, Ruth A. 露丝·A. 拉尼厄斯

Lifton, Robert J. 罗伯特·杰伊·利夫顿

London, Jack 杰克·伦敦

Maercker, Andreas 安德烈亚斯·梅尔克

Manischdepressive Krankheit 躁狂抑郁症

May, Karl 卡尔·迈

McCarthy, Paul 保罗·麦卡锡

Morris, David 戴维·莫里斯

Morrison, Toni 托妮·莫里森

Müller, Herta 赫塔·穆勒

Mušič, Zoran 佐兰·穆西奇

Nacherleben des Traumas 创伤的重新体验

Nacherzählen des Traumas 创伤的复述

Nijenhuis, Ellert 埃勒特・尼延胡伊斯

objektive Schadenskriterien 客观损伤标准

Oppenheim, Hermann 赫尔曼・奥本海姆

oppositionelles Trotzverhalten 对立违抗性障碍

Owen, Wilfried 维尔弗里德・欧文

Paroxetin 帕罗西汀

Pendelmodell 钟摆模型

Persönlichkeitsstörung 人格障碍

Phobien 恐惧症

Pieper, Georg 格奥尔格・皮珀

Posttraumatische Belastungsstörung (PTBS) 创伤后应激障碍

Präokkupationen 专注

Prazosin 哌唑嗪

Propranolol 普萘洛尔

Psychodynamik 心理动力学

Psychogene Amnesien 心因性失忆症

Putnam, Frank 弗兰克・帕特南

Reddemann, Luise 路易丝・雷德曼

Regressionsvermeidung 倒退防御

Renten-Neurose 养老金神经衰弱症

Resick, Patricia 帕特里夏・雷西克
Rosen, Gerald M. 杰拉尔德・M. 罗森
Sassoon, Siegfried 西格弗里德・沙逊
Schalamow, Warlam 瓦尔拉姆・沙拉莫夫
Schauer, Maggie 玛吉・肖尔
Schockbegriff 休克概念
Schwartz, Shalom H. 谢洛姆 · H. 施瓦茨
Seidler, Günter 冈特・赛德勒
Seles, Monica 莫妮卡・塞勒斯
Semprun, Jorge 豪尔赫・桑普伦
Sertralin 舍曲林
Shakespeare, William 威廉・莎士比亚
Shapiro, Francine 弗朗辛・夏皮罗
Shear, Kathrine 凯瑟琳・希尔
shell shock 炮弹休克症
Siguan, Marisa 玛丽萨・西古安
Smucker, Mervin 默文・斯马克
sokratischer Dialog 苏格拉底式对话
Somasundaram, Daya 达亚・索马桑达拉姆
Somatische Belastungsstörungen 躯体症状性障碍
sozial-interpersonelles Modell 社会—人际模型

Stefani Joanne Germanotta (Lady Gaga) 斯特凡尼·乔安妮·杰尔马诺塔

Stevenson, Robert Louis 罗伯特·路易斯·史蒂文森

Stockholm Syndrom 斯德哥尔摩综合征

Stresshormon Cortisol 压力激素皮质醇

Teicher, Martin 马丁·泰歇尔

transgenerationale Übertragung 跨代际传递

Traumabezogene strukturelle Dissoziation 创伤相关的结构性分离

traumatische Fixierung 创伤固着

Trickett, Penelope 佩内洛普·特里克特

Trigger 关键刺激

Tutu, Desmond 德斯蒙德·图图

universelle Prävention 普遍预防

Verhaltenstherapie 行为疗法

Vonnegut, Kurt 库尔特·冯内古特

Watters, Ethan 伊森·沃特斯

Weiß, Ernst 恩斯特·韦斯

Wiesel, Elie 埃利·威塞尔

Wilkomirski, Binjamin 本杰明·威尔科米尔斯基

Zweig, Arnold 阿诺尔德·茨威格

图书在版编目（CIP）数据

创伤和创伤后遗症 /（德）安德烈亚斯·梅尔克著；赵易安译．—上海：上海三联书店，2024.6

（日耳曼通识译丛）

ISBN 978-7-5426-8472-1

Ⅰ．①创… Ⅱ．①安…②赵… Ⅲ．①精神疗法 Ⅳ．①R749.055

中国国家版本馆 CIP 数据核字（2024）第 077927 号

创伤和创伤后遗症

著　　者 /〔德〕安德烈亚斯·梅尔克
译　　者 / 赵易安
责任编辑 / 王　建
特约编辑 / 张士超
装帧设计 / 鹏飞艺术
监　　制 / 姚　军
出版发行 / 上海三联书店
（200041）中国上海市静安区威海路 755 号 30 楼
联系电话 / 编辑部：021-22895517
发行部：021-22895559
印　　刷 / 三河市中晟雅豪印务有限公司
版　　次 / 2024 年 6 月第 1 版
印　　次 / 2024 年 6 月第 1 次印刷
开　　本 / 787×1092　1/32
字　　数 / 70 千字
印　　张 / 5.75

ISBN 978-7-5426-8472-1 / B·895

定　价：29.80元

TRAUMA UND TRAUMAFOLGESTÖRUNGEN
by Andreas Maercker

著作权合同登记号　图字：10-2022-391 号